FAITS CLINIQUES

DE

LARYNGOTOMIE

PAR

LE Dᵣ CHARLES PLANCHON,

Ancien interne en Médecine et en Chirurgie des Hôpitaux de Paris,
Membre de la Société anatomique.

ACCOMPAGNÉ DE DEUX BELLES ET GRANDES PLANCHES EN LITHOGRAPHIE.

PARIS

ADRIEN DELAHAYE, LIBRAIRE-ÉDITEUR

PLACE DE L'ÉCOLE-DE-MÉDECINE

1869

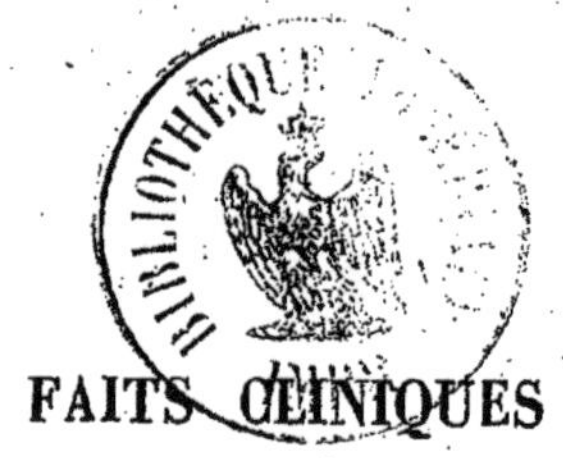

DE LARYNGOTOMIE

FAITS CLINIQUES

DE

LARYNGOTOMIE

PAR

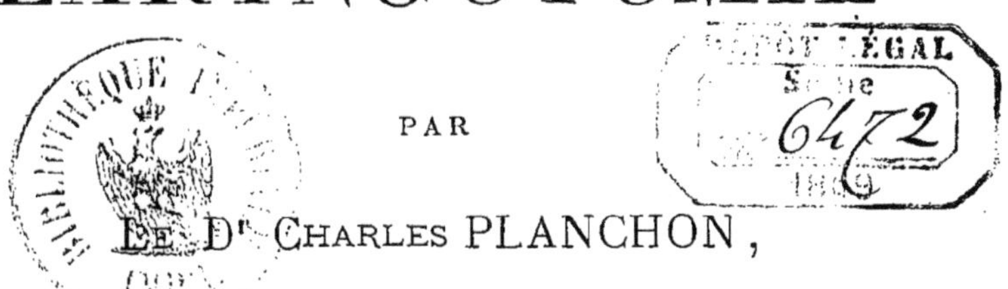

Le Dr CHARLES PLANCHON,

Ancien interne en Médecine et en Chirurgie des Hôpitaux de Paris,

Membre de la Société anatomique.

PARIS

ADRIEN DELAHAYE, LIBRAIRE-ÉDITEUR

PLACE DE L'ÉCOLE-DE-MÉDECINE

1869

FAITS CLINIQUES

DE

LARYNGOTOMIE

INTRODUCTION

Nous avons assisté à la fin de l'année 1868 et au commencement de 1869 à deux opérations de laryngotomie thyroïdienne. L'étude journalière que nous avons pu faire de la première malade placée dans le service de notre maître, M. le professeur Dolbeau ; la facilité avec laquelle nous avons été mis à même d'observer le second par M. le Dr Krishaber qui a bien voulu nous prier de l'assister dans l'opération, ont été pour nous une cause déterminante dans le choix de ce sujet pour notre thèse inaugurale. La laryngotomie nous a paru ne pas occuper en chirurgie le rang qu'elle mérite. C'est avec peine que nous arrivons à trouver en France neuf fois la section du cartilage thyroïde pratiquée soit pour des tumeurs du larynx, soit pour des corps étrangers des voies aériennes. L'Allemagne, l'Angleterre, l'Amérique nous ont fourni un plus grand nombre de faits. Nous ne pouvons néanmoins dissimuler notre étonnement sur le peu de fréquence de cette opération. Nous allons essayer en groupant les différentes observations que nous avons pu recueillir, de montrer quels ont été les résultats obtenus et, par suite, quels sont ceux que l'on doit attendre de la laryngotomie. Plusieurs des faits que nous rapportons ont déjà été publiés, nous ne faisons que les résumer. Quant à ceux qui n'ont pas encore été traduits, nous les donnons in-extenso.

Que M. le Dr Krishaber veuille bien ici recevoir nos sincères remercîments pour la bienveillance tout amicale avec laquelle il s'est toujours mis à notre disposition,

HISTORIQUE.

De tous les accidents qui menacent la vie, il n'en est pas de plus effrayant et de mieux fait pour exciter la sollicitude du médecin que ceux qui sont occasionnés par l'obstruction du conduit respiratoire.

Par une cause quelconque, l'air n'arrivant plus en suffisante quantité dans les poumons, le malade éprouve des phénomènes dont la gravité est en rapport direct avec l'importance du grand acte de la respiration. « Le malheureux sur le point de suffoquer, dit Van Swieten, est par rapport aux tourments qu'il endure, comparable au malfaiteur que la justice fait mourir par le supplice de la corde. »

Aussi, en présence de ces symptômes urgents, voyonsnous dès la plus haute antiquité les médecins à la recherche des moyens propres à y remédier. Hippocrate conseille d'introduire un tuyau dans la gorge pour faire entrer l'air dans les poumons. Asclépiade, le restaurateur de la médecine à Rome, qui en raillant appelle méditation de la mort la pratique médicale des anciens, invente la bronchotomie sans jamais avoir l'occasion de la pratiquer.

Celse et Galien ne donnent pas leur avis sur l'utilité de ce secours. Antylus veut qu'on incise la trachée entre le troisième et le quatrième anneau. Cœlius Aurelianus rejette avec mépris l'opération qu'il traite de fabuleuse ou d'imaginaire et qu'il regarde comme une invention téméraire d'Asclépiade. Arétée parlant de la bronchotomie la qualifie de fausse spéculation et, se conformant aux idées d'Hippocrate, ajoute que les lèvres de la plaie ne pourraient jamais se consolider, puisqu'elles sont cartilagineuses et par conséquent inglutinables.

Malgré ces opinions contraires, les écrits d'Antylus, d'Oribase, d'Aétius, de Paul d'Égine montrent qu'ils connaissaient la bronchotomie, mais qu'on ne devait la pratiquer que par une section transversale entre deux anneaux de la trachée pour ne pas blesser les cartilages.

Parmi les chirurgiens arabes, Rhazès, Avicenne, Aven zoar, Albucasis croyaient l'opération possible, mais ne la faisaient pas « propter infamiæ metum. » Guy de Chauliac conseille la bronchotomie quand l'esquinancie ne peut guérir par les autres remèdes. Ambroise Paré parle beaucoup des plaies de la trachée et nullement de la bronchotomie.

Fabrice d'Aquapendente convient que les écrits des Arabes ont inspiré aux chirurgiens plus modernes une timidité dont il n'est pas exempt lui-même, mais il regarde cette opération comme la plus importante de la chirurgie, et quoiqu'il ne l'aie jamais faite, il s'en montre très-partisan, se basant sur l'anatomie et sur la guérison des plaies de la trachée. Il est le premier qui parle de placer une canule après ouverture faite entre deux cerceaux. Casserius, élève de Fabrice, va plus loin; il dit à propos de ceux qui rejet-

tent la bronchotomie : « Pro inhumanis, inexpertis, formi-
« dulosis que imo tanquam pro homicidis habendi. »

Enfin, vers le commencement du seizième siècle, Bras-
savole pratique le premier d'une façon authentique la
bronchotomie avec succès. Rodrigues à Fonseca accrédite
l'opération par l'expérimentation sur les animaux.

Jusqu'à cette époque, c'était toujours pour des cas d'esquinancie que l'ouverture du conduit respiratoire avait été
proposée.

Habicot publie sur la question, en 1620, un petit traité
dans lequel il étend la pratique de la bronchotomie et montre en s'appuyant sur ses propres observations qu'en dehors
de l'esquinancie, cette opération rend la chirurgie secou-
rable dans un plus grand nombre de cas qu'on ne l'avait
pensé. Il rapporte trois succès qu'il a obtenus grâce à l'incision transversale de la trachée : dans les deux premiers, il
s'agit de traumatismes ayant amené un gonflement du cou
si considérable que les malades étaient sur le point d'étouf-
fer ; dans le troisième, c'était pour un corps étranger de
l'œsophage.

En 1644, Frédéric Monavius, que Louis, dans son mémoire sur la bronchotomie traite de plagiaire, d'Habicot,
propose le premier l'ouverture de la trachée pour l'extraction des corps étrangers qui ont pu s'engager dans le
conduit respiratoire.

Verduc a vu un chirurgien enlever un petit os de la
trachée après une ouverture faite entre deux cerceaux cartilagineux. « Sans cette opération prompte et hardie, dit-il,
il n'y avait que la mort à attendre. »

Jusqu'au commencement du dix-huitième siècle, personne n'ose toucher aux cartilages ; la bronchotomie s'en-
richit de quelques méthodes ; Deckers invente son trocart :

Dionis propose en même temps que la section transversale entre deux anneaux, la même section pour les téguments.

Enfin, un grand progrès s'accomplit; on analyse les nombreuses observations de plaie du larynx et de la trachée; et à peu près en même temps Juncker et Heister préconisent la section longitudinale de la trachée pour l'extraction des corps étrangers. Dans ses Instituts de chirurgie, Heister décrit avec soin le manuel opératoire de la bronchotomie; après avoir incisé trois ou quatre anneaux, il retira un morceau de champignon qui menaçait la vie d'un de ses malades. Il cite une opération semblable pratiquée par Raw qui put ainsi retirer une fève de la trachée et déclare que les auteurs n'ont encore rien proposé à cet égard, à l'exception de Willis qui, dans un cas pareil conseille, mais sans succès, la bronchotomie.

Ledran propose la méthode ancienne. Van-Swieten rejette l'opération avec le trocart. Virgili pratiquait la bronchotomie au moyen de la section transversale; dans une de ses opérations, gêné par le sang qui tombait dans la trachée, il sauve son malade en fendant verticalement cinq ou six anneaux.

Haller et Louis sont très-partisans de la trachéotomie dans les cas de corps étrangers dans le conduit respiratoire. Ce dernier chirurgien termine ainsi son mémoire de l'Académie royale de chirurgie sur les corps étrangers de la trachée : « L'omission des secours de l'art le plus salutaire, peut être mise au nombre des plus grands fléaux qui affligent l'humanité. Nous espérons que nos travaux préviendront à l'avenir de pareils malheurs et que les chirurgiens et les médecins, instruits par l'expérience qu'on leur présente, n'argumenteront plus contre un secours dont l'utilité et la nécessité sont également incontestables. »

Pendant que, pour les corps étrangers, la section verticale des anneaux de la trachée entre dans la pratique, Lieutaud élargit le cadre des affections chirurgicales du conduit respiratoire. En 1754, dans un mémoire présenté à l'Académie des sciences, il donne l'observation d'un fait inconnu jusque-là : il s'agit d'un polype en forme de grappe développé dans la trachée immédiatement au-dessous du larynx.

Les deux grands préjugés qui empêchaient les chirurgiens d'attaquer par l'instrument tranchant les voies respiratoires : impossibilité de cicatrisation des cartilages ; danger de l'hémorrhagie par la section de la muqueuse, tendaient à disparaître, et personne cependant n'avait osé toucher au larynx. Il n'était même plus question du conseil d'Hippocrate, qui n'ayant jamais été mis en pratique avait été complétement renversé par Asclépiade et Paul d'Égine.

A la fin du xviiie siècle, Desault reprend le cathétérisme des voies aériennes et crée la laryngotomie thyroïdienne : « Deux cas peuvent se présenter, dit-il : 1° la seule indication est de donner passage à l'air ; 2° à cette indication se joint celle d'extraire un corps quelconque de la trachée-artère ou du larynx. Dans le premier, on pratiquera le cathétérisme ; dans le second, on fera exclusivement la laryngotomie thyroïdienne, car elle est toujours aussi favorable que la trachéotomie et beaucoup plus avantageuse sous le rapport des parties à inciser. Outre l'indication de la laryngotomie pour la carie du larynx et les corps étrangers, Desault la donne comme le seul remède à opposer aux polypes du larynx : « espèces d'excroissance assez rares dont les auteurs citent à peine quelques exemples, et que j'ai observées deux fois, l'une à l'amphithéâtre, l'autre sur un malade qui périt de suffocation. Rarement ces excroissances saillantes dans la bouche pourront être saisies, extirpées ou liées par cette voie naturelle. »

Vicq d'Azir, à peu près à la même époque, en 1776, veut que l'on pratique la bronchotomie non pas comme on a l'habitude de le faire par la méthode ancienne, mais au moyen de la section tranversale de la membrane crico-thyroïdienne.

L'ouverture des voies aériennes se trouve ainsi subdivisée en laryngotomie et trachéotomie.

Boyer réunit en un seul les deux procédés et crée la laryngo-trachéotomie.

Enfin Vidal (de Cassis) et Malgaigne préconisent en même temps (1826) la laryngotomie sous-hyoïdienne.

Tandis que la trachéotomie depuis le commencement de ce siècle prend une extension considérable et se place de nos jours dans les opérations journalières, grâce à Bretonneau, qui l'érige en véritable conquête contre le croup, et grâce surtout à Trousseau, qui la vulgarise et s'en fait un de ses plus beaux titres de gloire, la laryngotomie marche beaucoup plus lentement. Ni Desault ni Vicq d'Azir ne pratiquèrent l'opération à laquelle ils donnèrent leur nom. Il en fut d'ailleurs de même de Vidal et de Malgaigne.

Pelletan pratiqua le premier et avec succès la section du cartilage thyroïde en 1788. Vinrent ensuite les opérations de Marjolin (1820), de Blandin (1828), de Brauers de Louvain (1834), de Vital (1838), de Maisonneuve (1839), d'Erhmann (1844), de Buck de New-Yorck (1851), de Pirogoff, de Beer (1861).

A partir de 1862, le laryngoscope permettant des diagnostics impossibles avant son emploi, la thyrotomie devient beaucoup plus fréquente. Nous avons pu réunir 18 observations où depuis cette époque la section du thyroïde a été pratiquée, soit pour des tumeurs du larynx, soit pour des corps étrangers. Ces opérations ont été faites par : Buck de New-York Rauchfuss, Armstrong, Sands, Busch, Debrou, Bœckel, Gibb, Ulrich, Gilewski, Martin-Coates, Gouley, Kœberlé, Balassa, Krishaber. L'opération de Vicq d'Azir a rarement été exécutée. Roux et Arnolt l'ont cependant pratiquée avec succès, le premier trois fois, et le second deux fois, la préférant à la trachéotomie. Burow de Kœnigsberg l'a employée avec succès pour l'ablation d'un polype du larynx.

La laryngo-trachéotomie est d'observation plus commune. Boyer eut l'occasion de la pratiquer trois fois pour des corps étrangers introduits dans la trachée.

La section de la membrane thyro-hyoïdienne n'a été faite jusqu'à présent que deux fois par Prat, 1857, et Follin, 1867.

DÉFINITION ET CLASSIFICATION.

La laryngotomie est l'ouverture artificielle et méthodique du conduit respiratoire, pratiquée entre l'os hyoïde et le premier anneau de la trachée.

Suivant les parties intéressées, la laryngotomie prend des noms différents. Or, parmi ces opérations, les unes sont faites aux dépens de la charpente propre du larynx : le thyroïde est sectionné ; les autres aux dépens seulement des ligaments et des membranes qui unissent soit les cartilages entre eux, soit ces cartilages aux parties voisines. Les premières mettent complétement à découvert la cavité propre du larynx ; les secondes donnent seulement un accès plus ou moins facile dans cette cavité.

Il nous semble donc juste de diviser ces différentes opérations, en laryngotomies directes et laryngotomies indirectes.

Dans la pratique, la section du cartilage thyroïde a rarement été faite seule. Presque toujours les parties voisines ont été coupées en même temps; aussi, pour grouper les différents faits que nous avons recueillis, sommes-nous obligé d'établir une division basée sur l'étendue de la lésion faite pendant l'opération.

Nous suivrons, en lui donnant plus d'extension, la classification adoptée par Krishaber dans son article du Dictionnaire encyclopédique, sur le traitement des polypes du larynx. C'est ainsi que nous diviserons les faits de laryngotomie que nous possédons, en :

I. *Laryngotomie directe, comprenant :*

A. Section du cartilage thyroïde seul ;

B. Section du cartilage thyroïde et de la membrane thyro-hyoïdienne ;

C. Section du cartilage thyroïde et de la membrane crico-thyroïdienne ;

D. Section du cartilage thyroïde et des membranes thyro-hyoïdienne et crico-thyroïdienne ;

E. Section du cartilage thyroïde, des membranes thyro-hyoïdenne, crico-thyroïdienne, et du cartilage cricoïde ;

F. Section du cartilage thyroïde, des membranes crico-thyroïdienne, trachéo-cricoïdienne, du cricoïde, et des premiers anneaux de la trachée ;

G. Section du cartilage thyroïde, des membranes thyro-hyoïdienne, crico-thyroïdienne, du cricoïde, et des premiers anneaux de la trachée.

II. *Laryngotomies indirectes, comprenant :*

a. Section horizontale de la membrane thyro-hyoïdienne ;

b. Section horizontale de la membrane crico-thyroïdienne ;

c. Section horizontale de la membrane trachéo-cricoïdienne;

d. Section du cricoïde et des premiers anneaux de la
trachée.

Dans le cours de notre travail, nous faisons abstraction
de la cause qui a nécessité l'opération, pour ne suivre
exclusivement que les méthodes opératoires employées.

La laryngotomie trouve en effet généralement ses indications dans les cas où la respiration est empêchée ou
seulement gênée par un obstacle quel qu'il soit existant
dans le larynx : il faut rendre libre le passage de l'air.
Cependant, en outre des fonctions vitales que le tube laryngé remplit comme conduit de transmission, il a sous sa
dépendance la phonation dont il est l'organe fondamental.
Cette fonction peut être complétement modifiée. Dans certains cas particuliers, la laryngotomie aura pour but de
rendre entièrement au larynx son état normal. A la suite
de plaie avec broiement de la trachée, la respiration s'é-
tablit par cette nouvelle voie ; le larynx ne donnant plus
passage à l'air finit par s'obstruer. La phonation est à
jamais perdue. Le malade est condamné à vivre en respirant soit avec une canule, soit par sa plaie trachéale directement. Ici surgit la nouvelle indication de rendre à la fois
au larynx ses deux fonctions. Nous sommes heureux de
pouvoir donner la relation d'un cas semblable suivi de

succès. Cette opération, qui certainement ouvre une voie nouvelle à la chirurgie, a été pratiquée dernièrement par M. le professeur Dolbeau, à l'hôpital Beaujon. L'observation détaillée, qu'il nous a été facile de recueillir, mérite, par l'intérêt qu'elle présente, de prendre la première place dans notre thèse. Nous ferons suivre cette observation de quelques réflexions, et nous donnerons ensuite *in extenso* une autre observation inédite qui nous est communiquée par Krishaber, et qui est aussi remarquable par la simplicité de l'opération, que par le brillant résultat qui a été obtenu.

Ces deux observations rentrent d'ailleurs dans le premier groupe que nous avons admis :

I. LARYNGOTOMIE DIRECTE.

A. *Section du cartilage thyroïde seul.*

OBSERVATION Ire (Inédite).

Tentative de suicide. — Section complète du conduit laryngo-trachéal avec broiement du premier anneau de la trachée et de la partie inférieure du cartilage cricoïde. — Boutonnière à l'œsophage. — Oblitération consécutive du larynx. — Thyrotomie. — Rétablissement du cours normal de la respiration et de la voix au moyen d'un appareil prothétique.

Le 4 novembre 1868 on apporte à l'hôpital Beaujon, dans le service de M. le professeur Dolbeau, A..... (Louise), âgée de 29 ans, femme de chambre. Bien constituée, cette fille a, jusqu'à ce jour, joui d'une très-bonne santé.

Empêchée par sa famille dans ses inclinations, elle résolut d'en finir avec la vie. Elle prit un grand couteau de cuisine coupant assez mal, et se scia le cou jusqu'à ce qu'elle fut arrivée à la colonne vertébrale, où elle rencontra une résistance impossible à vaincre.

La plaie est légèrement oblique de bas en haut et de gauche à droite; elle est très-profonde et largement ouverte. Située au-dessous du larynx qui n'est pas lésé, au niveau de la partie supérieure de la trachée elle présente les dimensions suivantes: largeur transversale, 8 centimètres; écartement des bords de la plaie à la partie médiane, 3 centimètres.

Cette plaie est irrégulière comme mâchée; profondément, on voit l'œsophage qui présente une boutonnière sur sa partie antérieure, et qui n'a dû qu'à sa mobilité de n'être pas coupé complétement; il a fui devant le couteau en glissant sur la colonne vertébrale.

Aucun vaisseau important du cou n'a été blessé; aussi l'hémorrhagie a-t-elle été peu abondante.

Quand on fait boire la malade, le liquide sort par la boutonnière de l'œsophage, pénètre dans la trachée, excite des quintes de toux, et est rejeté par la plaie à l'extérieur.

Aucune tentative de réunion, soit superficielle, soit profonde; la tête est maintenue inclinée en avant; des compresses d'eau fraîche sont appliquées sur la plaie, et la malade est nourrie avec des bouillons et des potages.

Elle reste ainsi pendant huit jours. La respiration, depuis l'accident, a lieu exclusivement par la plaie; la malade ne fait aucune tentative pour se faire comprendre par le mouvement des lèvres; elle répond aux différentes questions qu'on lui pose, par de simples mouvements de tête.

Le 12 novembre, la plaie est en voie de cicatrisation; il ne sort plus rien par la boutonnière de l'œsophage; et, comme l'orifice par lequel se fait la respiration tend à se rétrécir de plus en plus, comme par moments la malade éprouve de petits accès de suffocation, M. Dolbeau introduit une canule après avoir fait une petite incision des téguments en bas et sur la ligne médiane. Cette canule est maintenue constamment en place pendant huit jours; on la retire ensuite le matin pour ne la remettre que le soir.

La malade reste toujours aux bouillons et potages, jusqu'au 1er décembre, où elle prend, sans éprouver de douleur, des aliments solides.

Du 1er au 15 décembre, elle reste au repos, et reprend complétement sa belle santé.

Elle demande et veut à tout prix qu'on lui rende sinon l'usage de la parole, du moins qu'on lui donne le moyen de communiquer à l'extérieur autrement que par des mouvements de tête ou ses gestes. Elle insiste d'autant plus que, par sa tentative de suicide, elle a aplani les difficultés qui existaient du côté de sa famille, mais elle en a fait surgir de nouvelles du côté de son futur mari qui la veut bien pour sa femme, mais à la condition qu'elle ne soit pas muette. Elle est d'ailleurs bien déterminée, et rien ne pourra modifier sa résolution de se tuer, si elle doit continuer à vivre dans de telles conditions.

Le 16 décembre, assisté de M. le Dr Krishaber, M. Dolbeau examine sa malade au laryngoscope. Le pharynx est rétréci ; les amygdales sont très-développées ; l'épiglotte est normale ; les cordes vocales supérieures jouissent d'une intégrité parfaite ; elles sont pâles, complétement rapprochées, paraissent accolées et tout à fait immobiles.

La plaie du cou est entièrement cicatrisée ; il reste un orifice circulaire par lequel se fait la respiration. (Voy. fig. I, pl. I.)

La circonférence de cet orifice est complétement formée par la peau qui a été entraînée par la cicatrisation, et qui pénètre dans tout le pourtour.

L'extrémité inférieure du bout supérieur du larynx est complétement fermée par une cicatrice très-solide, qui ne permet pas l'introduction de l'extrémité d'un petit stylet. Lorsqu'on fait ces tentatives surviennent de violentes quintes de toux, qui n'ont pas lieu quand on touche l'orifice de la trachée. Directement, au fond de la plaie, en face de l'orifice cutané, on voit un débris du cerceau cartilagineux resté là englobé dans le tissu cicatriciel ; mais quel est l'anneau qui a fourni ce fragment de cartilage ? Le cricoïde est bien à sa place par rapport au thyroïde ; mais est-il complétement intact ? reste-t-il oui ou non avec lui une portion du premier anneau de la trachée, ou même ce premier anneau dans son entier ? Il est impossible de le déterminer exactement. Cependant, la distance qui sépare l'extrémité inférieure du thyroïde de l'orifice, la sensation que donne le toucher, portent à croire que non-seulement le cartilage cricoïde est complet, mais qu'il est accompagné du premier anneau, ou tout au moins d'une partie de ce premier anneau.

L'orifice propre de la trachée est descendu ; il est situé à 1 centimètre et demi environ de l'extrémité oblitérée du tronçon supérieur.

Après de nombreux examens, aussi minutieux que possible, M. Dolbeau se décide à s'assurer de l'état des parties qui constituent le bout supérieur oblitéré.

Deux cas peuvent se présenter :

Ou bien le cartilage cricoïde est intact, accompagné d'une partie ou de tout le premier anneau de la trachée;

Ou bien le cartilage cricoïde a été compris dans le broiement, et il n'en reste qu'une partie accompagnée ou non de fragments du premier anneau.

Dans le premier cas, M. Dolbeau, après avoir pratiqué la thyrotomie, introduira une canule qui, traversant la partie inférieure du bout supérieur oblitéré, pénétrera dans l'extrémité supérieure de la trachée; sur cette canule il rapprochera, au moyen de fils d'argent solides, les parties cartilagineuses; puis, après avoir sculpté deux ponts solides de tissus sains, en haut et en bas de la plaie, après les avoir avivés, il les réunira par des points de sutures métalliques. De cette façon on aura, sur la canule, le rapprochement des parties cartilagineuses écartées, et la réunion cicatricielle des deux ponts cutanés.

Dans le second cas, il introduira une canule comme précédemment; il laissera cette canule à demeure, et si les parties offrent la résistance voulue, l'opération précédente sera exécutée plus tard; ce sera une opération en deux temps.

Si les cartilages de l'extrémité inférieure du bout supérieur ne présentent pas une résistance suffisante, M. Dolbeau aura alors recours à une canule à double courant, dont la branche supérieure traversera la partie infranchissable dilatée et permettra à l'air de suivre son cours normal à travers le larynx.

Le D* Krishaber, sur l'invitation de M. le professeur Dolbeau, donne, au sujet de cette opération, une consultation écrite que nous rapportons *in extenso :*

« Il s'agit de rendre la voix à une malade qui, actuellement, porte une canule trachéale, et chez laquelle il y a oblitération du larynx par cicatrisation vicieuse effectuée *au-dessus* de la canule. La malade respire normalement; elle est bien portante.

« La première indication à remplir est l'examen de la cavité du larynx au moyen du laryngoscope par la bouche et par la plaie trachéale. Le premier mode d'examen déterminera si les corde vocales sont saines. Par le second procédé, on pourra inspecter la face inférieure des cordes vocales et s'assurer sur leur aspect et leur *distance* de la plaie. Cette distance déterminera très-approximativement si le cricoïde est au-dessus ou au-dessous de la plaie. On obtiendra sur ce dernier point un élément de probabilité de plus par la nature de sensibilité provoquée par l'attouchement : la muqueuse du cricoïde donne lieu à des mouvements réflexes (toux) que l'attouchement de la muqueuse trachéale ne provoque pas, ou au moins provoque à un degré infiniment moindre

« Ayant obtenu la certitude que la fonction des cordes vocales pourra se faire normalement, il faut rechercher le mode opératoire :

« 1° La section du cartilage thyroïde doit être évitée de toute manière, parce que :

« a) Il est difficile de ne pas léser les cordes vocales dans cette opération, si exactement, dans la partie moyenne du cartilage, qu'elle soit exécutée. Cette lésion altère la voix, même dans les cas où il est possible d'abandonner le cartilage incisé à la cicatrisation. Or, dans le cas présent, la section du thyroïde aura pour but l'introduction d'une canule dans la cavité du larynx, canule qui y resterait un temps plus ou moins long. Cette condition est extrêmement défavorable dans ce sens que ce corps étranger, constamment irritant, est en contact avec une muqueuse particulièrement sensible et *blessée ;* qu'il ne faut pas tant pour produire une laryngite intense à laquelle les cordes vocales participeront au point de devenir inaptes à des vibrations sonores, même en supposant que la guérison soit obtenue ;

« b) La laryngotomie thyroïdienne sur l'adulte est une opération grave en général ; elle est extrêmement grave quand il s'agit de laisser à demeure (quelques semaines au moins) une canule trachéale. Les malades peuvent mourir par carie et nécrose, c'est-à-dire tous les symptômes tels qu'ils surviennent dans le laryngo-typhus. Quant aux cas de guérison obtenus ainsi, il y a encore à dire que, dans ces cas, la canule a été placée dans la trachée et non dans le larynx incisé. Et d'ailleurs, dans toutes ces opérations, l'indication était absolue, car il s'agissait de la *respiration* et non de la *phonation.*

« c) Un relevé attentif des observations dont je parle ne me permet pas d'admettre que la *voix* a été *intégralement* conservée après la section du thyroïde. Mais ce que je veux faire ressortir surtout, c'est qu'à la gravité de la section s'ajouterait, dans le cas dont il s'agit, la présence particulièrement fâcheuse de la canule.

« 2° L'opération qui me semble trouver son indication est la suivante :

« nciser les brides cicatricielles qui produisent l'occlusion et faire communiquer, par une branche ascendante de la canule, le larynx avec la trachée.

Deux faits sont en présence dès lors :

« a) L'ouverture ne se referme pas ; en ce cas la canule peu être retirée et la guérison est obtenue ;

« b) L'ouverture tend à se refermer (c'est le cas le plus probable); on pourra alors appliquer à la canule trachéale le système de soupape connu, et qui permet à l'air de passer, pendant l'*expiration*, en partie ou en totalité, entre les lèvres de la glotte ; la malade parlera alors en gardant sa canule.

« On pourrait à la rigueur tenter un autre procédé, qui consisterait dans la section du cricoïde et l'introduction d'une canule en ce point en franchissant, après débridement, le point du larynx vicieusement cicatrisé.

« Ce procédé comporterait des considérations qui me semblent pour le moment prématurées. Il est surtout, et avant tout, nécessaire de savoir si le point obturé du larynx peut ou ne peut pas être maintenu béant ou au moins perméable. Si cette ouverture ne peut pas rester perméable, toute opération sur les cartilages du larynx, abstraction faite de toutes les autres contre-indications, devient inutile.

« Krishaber. »

14 décembre 1868.

17 décembre 1868. Le chloroforme est donné à la malade par la plaie trachéale ; elle éprouve des tintements d'oreille, et sans passer par la période d'excitation, le pouls restant toujours normal, elle est très-rapidement anesthésiée.

Recourbant une forte sonde cannelée, M. Dolbeau cherche à franchir l'extrémité inférieure du bout supérieur. Il y arrive après avoir rompu les adhérences cicatricielles très-solides qui le fermaient. Pendant ces tentatives, la malade est prise de violentes quintes de toux qui font plusieurs fois suspendre l'exploration. Il s'écoule un peu de sang, et des bulles d'air venant du poumon, s'engageant dans ce nouvel orifice, démontrent d'une façon évidente que la glotte est perméable, qu'elle s'ouvre et se ferme ; en un mot, que ses muscles ne sont pas paralysés.

Une incision en T renversé, dont la branche inférieure correspond au bord inférieur du cartilage thyroïde, et dont la branche verticale suit la ligne médiane de ce cartilage, est pratiquée couche par couche. Les lambeaux relevés de chaque côté, l'angle saillant du thyroïde est complétement mis à nu. Le pont de tissu sain compris entre la branche horizontale de l'incision et l'extrémité inférieure du bout supérieur a une hauteur de 1 centimètre et demi environ. Le sang étant bien étanché, il n'y a eu que la ligature d'une artériole. M. Dolbeau constate que la plaie de la trachée a été faite au détriment de la moitié inférieure du cartilage cricoïde et du premier anneau de la trachée. Il fend alors le cartilage thyroïde d'avant en arrière, juste sur la ligne médiane dans sa moitié inférieure. Des tentatives d'introduction d'une petite canule sont faites infructueusement en écartant avec des crochets mousses les bords de la plaie cartilagineuse. Cet écartement permet de voir les cordes vocales, qui n'ont pas été lésées et sont tout à fait normales. Pendant ces tentatives la malade est prise d'accès de toux très-intenses et répétés avec vomissements de glaires. La canule ne pouvant ainsi être introduite, M. Dolbeau traverse, malgré la résistance, de bas en haut, avec un dilatateur à trois branches, toute la partie inférieure cicatrisée. En écartant les branches de l'instrument il se produit des craquements dus à la séparation des parties cartilagineuses englobées dans la cicatrice. La canule peut alors être placée en suivant les branches de l'instrument qui lui servent de conducteur. Elle est à une seule tubulure, c'est la partie intérieure de la canule complète n° 4. Elle est placée entre la partie inférieure des deux lames du cartilage thyroïde ; elle traverse la portion intacte du cricoïde, le pont formé par les téguments, et pénètre dans l'extrémité supérieure du bout inférieur. On peut s'assurer que les cordes vocales sont au-dessus de la canule. Le cartilage thyroïde, pendant l'introduction de cette dernière, s'est fendu dans toute sa hauteur.

La canule maintenue en place est parfaitement bien supportée,

elle ne provoque aucune quinte de toux ni aucun accès de dyspnée.

La respiration se fait régulièrement par la nouvelle voie. Les
mouvements de déglutition sont très-peu douloureux; ils produisent l'écartement des deux lames du cartilage thyroïde et
laissent voir les parties profondes du larynx.

La malade, qui depuis son accident ne répondait aux questions qu'on lui posait que par des mouvements de tête ou des
gestes, change complétement sa manière de faire. Elle essaye
exclusivement de se faire comprendre au moyen de ses lèvres.
Elle dit faiblement les mots, mais assez pour que, sans la regar-
der, en approchant l'oreille, on puisse entendre ce qu'elle prononce. Ainsi, du moment où l'orifice obstrué de son larynx a
été ouvert, le besoin de parler, chez elle, s'est fait sentir.

A la visite du soir, nous trouvons la malade en très-bon état,
sans chaleur à la peau, sans fièvre. Elle a pris avec plaisir du
potage et du vin. Elle se plaint de moins bien respirer qu'avant
l'opération. Cela tient à ce que la canule étant simple n'a pu
être nettoyée facilement. Il suffit d'enlever les quelques mucosités qui gênent le passage de l'air pour rétablir la respiration
dans son état normal.

Le 18. La malade a passé une très-bonne nuit; tout le monde
peut entendre le bonjour qu'elle donne à M. Dolbeau. En fermant avec le doigt l'orifice de la canule, on n'entend rien quand
on veut la faire parler; elle ne fait pas osciller la flamme d'une
bougie quand elle essaye de l'éteindre, effet qu'elle produit très-
bien quand l'ouverture de sa canule est libre.

Elle prend une côtelette, du potage, du vin; elle éprouve de
la gêne dans la déglutition, mais pas de douleur notable.

Le 19. La malade va aussi bien que possible. M. Dolbeau se
propose de parachever l'opération. Avant de donner le chloroforme, il ôte la canule. La plaie est rouge et enflammée; le larynx est aussi enflammé et tend à s'oblitérer, comme cela s'était
produit au-dessus de la plaie primitive. En présence de ces faits
nouveaux, il est impossible de penser à compléter l'opération.

Une canule à deux branches, l'une ascendante, constituée par
un ressort à boudin recouvert d'un tuyau de caoutchouc, l'autre
descendante, constituée par une canule ordinaire, percée en haut
d'un trou correspondant à la première et s'engageant dans celle-

ci, est placée par la plaie inférieure. La branche ascendante mobile, qui a 3 centimètres et demi de hauteur, est introduite avec difficulté, traversant le cricoïde et pénétrant entre les lames du thyroïde. La difficulté a été tellement grande, que M. Dolbeau n'hésite pas à reconnaître que si le cartilage thyroïde n'eût pas été coupé sur la ligne médiane, il eût été impossible de penser à introduire quoi que ce soit. La branche descendante est ensuite glissée dans la première et pénètre dans l'extrémité supérieure de la trachée.

La malade respire, mais ses douleurs sont extrêmement vives, à tel point que tout mouvement de déglutition lui est impossible. De plus, elle est prise de quintes de toux violentes, de nausées accompagnées de sécrétions abondantes de matières glaireuses coulant par la bouche. Cet état ne se calmant pas, M. Dolbeau coupe la branche ascendante et lui laisse une longueur de 1 centimètre environ. Il introduit de nouveau l'appareil, mais cette fois par la plaie supérieure résultant de la laryngotomie. De nouvelles quintes de toux se produisent accompaguées d'une expectoration abondante de salive un peu sanguinolente. La respiration s'effectue librement, et, comme la canule est à sa partie antérieure munie d'une soupape, l'air vient sortir par la bouche à chaque expiration. C'est, en effet, ce qu'il est facile de constater ; la malade éteint une bougie placée devant sa bouche, elle prononce alors très-bien, mais à voix basse, des phrases entières que l'on entend très-facilement à distance.

Le 20. La journée d'hier a été très-mauvaise. La malade se plaint d'avoir beaucoup souffert. La déglutition même de sa salive était impossible tellement les douleurs qui l'accompagnaient étaient violentes ; les quintes de toux étaient fréquentes. Depuis vingt-quatre heures, elle a expectoré trois pleins crachoirs de matières glaireuses. Elle n'a pas de fièvre, mais elle est très-fatiguée et supplie qu'on lui enlève sa canule. Elle reste alors sans appareil, respirant facilement par sa trachée.

Le 21. La journée a été excellente ; aussitôt sa canule enlevée, elle a immédiatement reposé. A son réveil, elle a pu prendre un potage, encore avec difficulté, mais enfin sa dysphagie était beaucoup moins grande, et ce matin, elle a encore notablement diminué. Elle a été prise, pendant la nuit, d'accès d'étouffement ; on lui a mis une canule ordinaire par la plaie supérieure, et elle a pu dormir jusqu'au matin. Chaque mouvement de déglutition fait écarter les deux lames du thyroïde, et permet de voir que la cavité du larynx est bien libre.

Le 22. La malade tousse; la plaie de la laryngotomie est enflammée et suppure; on la laisse deux heures par jour seulement sans canule; l'orifice de la trachée a de la tendance à se fermer. Cependant l'appétit est toujours bon; pas de fièvre.

Le 25. La plaie suppure toujours beaucoup; le pont est complétement détruit. La malade garde sa canule en permanence. Il vient de la trachée des mucosités purulentes après la toux.

Le 29. La malade ne tousse plus. La suppuration de la plaie a presque complétement disparu. L'état général est excellent.

Il y a tendance à l'oblitération du larynx. M. Dolbeau introduit de nouveau la canule à double courant après avoir laissé à la branche supérieure une longueur de 1 centimètre à peine. Il y a de la difficulté pour placer la branche supérieure entre les deux lames du thyroïde qui ont complétement disparu derrière les bourgeons charnus. Une sonde en gomme élastique, servant de conducteur, permet l'introduction. La malade est prise de quintes de toux, de salivation abondante, de douleur dans le pharynx, mais elle n'a pas de nausées. Ces accidents sont beaucoup moins intenses que la première fois; elle tolère mieux son appareil, mais elle éprouve de la douleur en avalant sa salive.

Le 30. Elle a passé une très-bonne journée; elle a pu prendre un potage et une côtelette sans trop souffrir. Dans la soirée, elle s'est plaint davantage; on lui a enlevé son appareil, et elle a parfaitement dormi. M. Dolbeau la laisse avec sa canule ordinaire.

8 janvier. La malade a toujours une canule dans la trachée; depuis quelques jours, elle est atteinte d'une bronchite qui la fatigue, et qui empêche de rien tenter du côté de son larynx. La canule que l'on a employée précédemment a besoin d'être perfectionnée. M. Mathieu se charge d'en fabriquer une convenable d'après les indications qui lui sont données. Elle sera comme la précédente, mais la partie qui séjournera dans le larynx sera en argent et d'un diamètre plus petit.

Le 15. Le larynx diminue de capacité; il y a une grande tendance à l'oblitération complète. Cependant il est toujours perméable; une bougie en gomme élastique le traverse facilement. M. Dolbeau essaye de placer la nouvelle canule. Prenant une bougie en gomme comme conducteur, il place assez facilement la branche ascendante, mais il lui est impossible de mettre la branche descendante. Les axes des deux canules sont trop sur la même ligne. La branche inférieure vient buter sur l'orifice de la trachée.

15 février. Plusieurs canules ont été successivement essayées sans pouvoir être placées. Le conduit laryngien se trouve beaucoup plus en avant que le conduit trachéal. Une nouvelle canule, dont les deux branches sont bien placées suivant ces directions, est aujourd'hui facilement introduite. La branche ascendante qui a un diamètre beaucoup plus petit que la descendante est placée la première au moyen d'une sonde en gomme servant de conducteur. Dans l'armature de cette première branche glisse facilement la seconde qui descend dans la trachée. La malade n'éprouve aucune douleur ; elle parle à voix basse et fait facilement osciller la flamme d'une bougie.

Les bords du cartilage thyroïde sont complétement réunis et recouverts par une cicatrice formée aux dépens des parties extérieures voisines auxquelles ils adhèrent intimement (voy. fig. 2, pl. I).

11 mars. La malade n'a pas quitté sa canule ; elle l'ôte seulement pour la nettoyer et la replace elle-même (voy. fig. 3, pl. I). La soupape qui existe dans ces canules à double courant a été ôtée, parce que la branche supérieure a un diamètre trop petit pour permettre l'expiration complète. La malade a beaucoup gagné ; elle parle toujours à voix basse, mais on entend parfaitement bien tout ce qu'elle dit et à une bonne distance.

Le courant d'air qui traverve la branche ascendante de la canule est nécessairement insuffisant vu le faible diamètre de cette dernière. Il y a lieu d'espérer qu'en augmentant le diamètre de ce conduit successivement, la colonne d'air qui le traversera deviendra suffisante pour permettre à la respiration de suivre son cours normal. Quant à la phonation, tout porte à croire que, vu l'intégrité des cordes vocales, elle se rétablira dans un temps plus ou moins éloigné, mais dépendant certainement de celui qu'il faudra pour arriver à donner à la branche laryngienne un diamètre suffisant pour la régularité de l'inspiration et de l'expiration.

20 avril. Nous revoyons aujourd'hui la malade qui, depuis un mois, a quitté l'hôpital sans cependant suspendre son traitement. Le calibre de la branche ascendante a été progressivement augmenté. Il y a une amélioration notable dans sa voix

qui, quoique basse, est devenue plus forte. De plus, elle peut maintenant pendant dix minutes garder la soupape qui ferme l'appareil; elle est obligée, au bout de ce temps, de l'enlever à cause de l'oppression qu'amène l'aire, encore un peu trop petite de la branche ascendante.

Réflexions. — De nombreuses observations de plaies du conduit laryngo-trachéal se trouvent disséminées dans les différents écrits chirurgicaux depuis la fin seulement du xvi⁰ siècle. Ambroise Paré, le premier, appela l'attention sur ce point intéressant et renversa le précepte d'Hippocrate, qui jusque-là avait fait foi : « Les plaies de la trachée-artère sont mortelles quand elles sont profondes. » Il s'occupa du traitement immédiat de ces lésions, et depuis ce moment les faits analogues ne passèrent plus inaperçus. Les Mémoires de l'Académie royale de chirurgie, les écrits de Pibrac, Louis, Boyer, Dupuytren, A. Cooper, Dieffembach tendent à prouver qu'il ne faut pas pratiquer de sutures si ce n'est dans des cas tout à fait exceptionnels ; que ces plaies doivent être réunies par la situation des parties maintenues immobiles à l'aide de bandages agglutinatifs. Si à la suite de ces plaies il restait des fistules aériennes, elles étaient considérées comme incurables. Velpeau créa la bronchoplastie, opération qui n'a été exécutée que lorsque le conduit respiratoire était resté perméable dans toute son étendue. Enfin, notons que dans un cas de fistule de la trachée avec écartement considérable des deux bouts du conduit divisé, le professeur Richet s'est servi avec succès d'une canule à double courant, maintenue à demeure, qui permit à l'air de suivre son cours normal et qui rendit au malade la voix dont il avait été momentanément privé.

Les faits analogues au nôtre sont rares, ils sont dus généralement à des tentatives de suicide; or il se présente deux conditions : ou bien celui qui veut mettre fin à ses jours croit son œuvre accomplie quand il s'est fait une ouverture quelconque des voies aériennes ; il est surpris par le brusque changement qui survient dans son mode respiratoire ; il croit n'avoir plus que la mort à attendre, alors que souvent il ne s'est fait qu'une blessure sans gravité. Ou bien au contraire, l'acharnement qu'il met à se détruire n'a pas de bornes ; rien n'arrête sa main, et il succombe rapidement à l'hémorrhagie.

Notre malade a pris juste un moyen terme entre ces deux résultats habituels ; elle a poussé la lésion aussi loin qu'il était possible sans toutefois perdre la vie.

A la suite de ces sections complètes du conduit respiratoire, les deux bouts s'écartent l'un de l'autre. Le malade respire par l'orifice anormal. L'air ne traverse plus le larynx. Il se produit dans cet organe ce que chaque jour nous voyons arriver dans les différents conduits de l'économie dont les fonctions sont supprimées. Qu'une cavité, qu'un conduit quelconque viennent à ne plus servir ; ils s'oblitèrent et finissent par complétement disparaître : c'est ainsi que dans les luxations anciennes, la cavité qui recevait normalement la tête de l'os est oblitérée, c'est ainsi qu'à la suite de fistules de l'urèthre, du tube digestif, des conduits salivaires on a peine quelquefois à trouver les traces des canaux primitifs. N'en est-il pas de même à la suite des oblitérations artérielles ou veineuses ? L'aire des conduits est toujours en rapport direct avec la quantité des matériaux qui les traversent.

Un fait remarquable d'oblitération du larynx à la suite de la section complète du conduit laryngo-trachéal a été consigné dans le *Journal hebdomadaire* par Reynauld, de Toulon. Il s'agit d'un forçat qui s'était complétement sectionné la trachée d'arrière en avant. Il y eut non-seulement rétrécissement du larynx, mais en plus oblitération de la glotte.

Nous avons eu l'occasion, dans le service de Jarjavay, à Saint-Antoine, d'observer, en 1862, un cas ayant beaucoup de rapports avec le précédent. Un jeune homme, en état d'ivresse, s'était, avec un rasoir, fait une plaie considérable entre le thyroïde et le premier anneau de la trachée. Le cricoïde ne tenait à la trachée que par sa partie postérieure. Immédiatement après l'accident, le malade, aphone quand la tête était renversée en arrière, parlait très-bien quand elle était inclinée en avant, phénomène important dont Ambroise Paré a su dans un cas analogue tirer un si grand parti au point de vue médico-légal. Quinze jours après son entrée, la plaie extérieure tendait à diminuer; le malade était pris de suffocation et soumis à la trachéotomie. Quatre mois après, ce jeune homme sortait de l'hôpital emportant sa canule dans la trachée. On n'avait pu l'en débarrasser; il avait un rétrécissement du larynx, et trois mois s'étaient à peine écoulés que Jarjavay, revoyant le malade, constatait une oblitération complète de cet organe.

A la suite des fractures graves du larynx nécessitant la bronchotomie, Hénocque rapporte dans un mémoire intéressant publié dans la *Gazette hebdomadaire* en 1868, trois faits dus à Eichmann Savyet, Maisonneuve, dans lesquels la guérison ainsi obtenue avait été suivie, d'après ces chirurgiens, de rétrécissement du larynx. Krishaber nous communique le fait suivant : « Un soldat, pendant la guerre d'Amérique, avait reçu un éclat d'obus sur le larynx. Il vint consulter à Paris, et voici le résultat de l'examen fait par Trousseau et Krishaber.

La blessure a eu lieu il y a environ dix-huit mois. Le

malade, depuis cette époque, porte à la suite de la trachéotomie pratiquée alors, une canule à demeure dans la trachée. A l'extérieur, il ne reste plus de la plaie primitive qu'une cicatrice irrégulière au niveau du cartilage thyroïde du côté droit, près de son bord supérieur. Le cartilage thyroïde semble avoir été cassé, cependant l'examen ne permettrait pas de l'affirmer, car les vides sont comblés par le cal. Les renseignements donnés par le malade sont que le cartilage thyroïde a été fracturé et qu'il y avait eu une plaie pénétrante.

A l'examen laryngoscopique, on constate une cicatrice vicieuse sur les replis thyro-arythénoïdiens supérieurs complétement soudés. Il reste un tout petit orifice à la partie postérieure de la glotte inter-arythénoïdienne. Quand le malade bouche sa canule, il peut, mais avec une extrême difficulté, faire entrer une mince colonne d'air dans son larynx. La phonation est complétement abolie; le malade se fait entendre par mussitation. Il fut fait une proposition d'opération dans le larynx, mais le malade, craignant les suites, la rejeta. »

Après la trachéotomie faite pour le croup, quand la canule doit rester longtemps en place et que l'air ne passe plus au-dessus, on a observé des oblitérations du larynx. Bulliard a publié un cas de ce genre fort intéressant, survenu à la suite d'une bronchotomie pratiquée avec succès sur un adulte atteint de cette maladie.

Dans ces conditions, les malades, abandonnés à euxmêmes, sont à jamais privés de la voix et condamnés, pour vivre, à avoir en permanence une canule dans la trachée. Ils sont directement atteints dans leurs fonctions de relation; ils ne peuvent se livrer à aucun exercice pénible, leurs efforts n'étant plus possibles. La vie n'est pas immédiatement menacée. Des malades ont vécu ainsi pendant des années, ne respirant que par la trachée. Mais quelle ne doit pas être sur l'économie l'influence de l'air arrivant dans les poumons sans avoir été soumis au contact des premières parties du conduit respiratoire, si bien disposées pour lui donner les conditions de température et d'hygrométrie voulues, si bien disposées pour le débarrasser des particules organiques et minérales qu'il tient toujours en suspension? Quelle ne doit pas être l'influence sur l'hématose de cet air arrivant par une canule qui le fournira toujours de la même façon, qui facilitera le passage, mais ne pourra permettre le séjour plus ou moins long dans les poumons? Là évidemment sont de mauvaises conditions avec lesquelles l'organisme aura sans cesse à lutter, et qui devront, dans un temps plus ou moins éloigné, amener des troubles fonctionnels et exposer ainsi les malades à subir les conséquences inévitables de la modification apportée dans les fonctions du grand acte respiratoire.

Ces considérations et l'état moral dans lequel se trouvait notre malade ont déterminé M. Dolbeau à agir par une opération contre le rétrécissement du larynx.

Presque toujours, jusqu'ici, les malades atteints de cette infirmité ont été considérés comme incurables. Nous ne connaissons que deux faits où la chirurgie soit intervenue (1). Le premier, rapporté très-incomplétement par Kühn, dans son *Traité des opérations sur les voies aériennes,* n'a pas été suivi de succès; le malade a dû garder une canule dans la trachée. Le second fait, communiqué par M. Houel à la

(1) M. Horteloup publie dans sa thèse de concours pour l'agrégation en chirurgie une observation inédite de M. Le Fort, dans laquelle une opération, complétement analogue à celle faite par M. le professeur Dolbeau, a été pratiquée pour rendre perméable un larynx rétréci à la suite de la section du conduit respiratoire. Cette opération a été suivie d'un succès complet. Nous regrettons de n'avoir pu profiter de ce fait très-intéressant dont nous n'avons connaissance qu'au dernier moment.

Société de chirurgie, 26 janvier 1855, est très-remarquable.
La guérison a été complète. Quoique le cartilage thyroïde
n'ait pas été coupé, nous croyons néanmoins devoir donner
le résumé de cette observation :

« Un homme, dans une tentative de suicide, s'était, avec
un rasoir, coupé le cou au niveau du ligament crico-thyroïdien, et avait pénétré dans le larynx. La respiration
s'établit par la trachée ; une inflammation du larynx survint, et le canal laryngien finit par se fermer en se rétrécissant peu à peu.

« Un an après la blessure, le malade, ayant perdu complétement la voix et ne respirant que par l'ouverture artificielle
de la trachée, était résolu à tout, pourvu qu'on le guérit.
Langenbeck se décida à inciser avec un ténotome la cicatrice qui existait au bout inférieur du larynx. On entendit
alors entrer et sortir l'air brusquement à travers le nouveau
conduit. Une bougie fut introduite par l'orifice et vint sortir par la bouche. On introduisit par la fistule une canule,
et, peu de jours après, on mit une sonde en gomme élastique à travers cette canule, de manière que d'un bout elle
pendait dans la cavité de la trachée descendant à quelques
centimètres au-dessous de la fistule, et de l'autre bout, elle
sortait par la bouche. Peu à peu on arriva à augmenter les
diamètres des sondes, que l'on maintenait pendant dix minutes dans le larynx. On alla jusqu'à des sondes grosses
comme le petit doigt. En fermant l'ouverture extérieure de
la fistule, le malade pouvait se faire comprendre. La voix
s'améliorait de semaine en semaine. Quatre mois plus tard,
le malade parlait comme s'il avait été enrhumé.

« Langenbeck put quelque temps après réunir les bords
de la fistule. Le malade a été complétement guéri. »

Ce fait montre que, dans certaines oblitérations du larynx,

on peut arriver, par la simple dilatation, à rétablir les voies
naturelles; mais ce procédé, qu'on devra toujours tenter,
ne sera pas applicable dans tous les cas. Il ne l'était assurément pas chez notre malade; il a été facile de s'en assurer pendant l'opération. Nous avons fait ressortir l'impossibilité du diagnostic exact de la lésion des parties
cartilagineuses. L'opération n'a pu être exécutée telle qu'elle
avait été imaginée; mais, malgré cela, les résultats sont
tellement avantageux que, dans un cas semblable, on ne
devra pas hésiter à agir de même.

Nous croyons pouvoir résumer les points principaux de
notre observation de la façon suivante :

Section complète du conduit laryngo-trachéal; écartement d'un centimètre et demi entre les deux segments di-
visés. Oblitération consécutive du larynx. Impossibilité de
rendre ce conduit perméable directement. Opération de
laryngotomie thyroïdienne; conservation de toute la partie
comprise entre le thyroïde et la plaie primitive, afin de
pouvoir ultérieurement rétablir dans son intégrité le conduit respiratoire. Difficulté pour franchir la partie oblitérée. Introduction forcée d'une canule à deux branches,
dont la supérieure maintient le larynx dilaté, et dont l'inférieure traverse le segment ménagé au-dessous du thyroïde
et pénètre dans la trachée. Respiration par cette nouvelle
canule. L'air traverse la cavité du larynx. Destruction par
l'inflammation et l'ulcération du pont conservé entre le
thyroïde et la plaie primitive. Nouveau rétrécissement du
larynx. Application d'une canule à double courant, dont
les deux axes sont en rapport avec ceux du larynx et de la
trachée. Augmentation progressive du diamètre de la
branche ascendante de la canule. Rétablissement du cours
normal de la respiration et de la voix.

OBSERVATION II. (*Inédite.*)

Polype du ventricule du larynx. — Ablation après section du cartilage thyroïde. — Guérison avec conservation intégrale de la voix. (Krishaber, 1869).

Ce serait un diagnostic tronqué et insuffisant que la con-
statation pure et simple d'un polype dans la cavité du larynx.
On ne saurait tirer de conclusions pratiques de cette seule donnée. Il est très-essentiel de savoir jusqu'à quel point ces polypes, par la différence de leur structure et de leurs caractères
extérieurs diffèrent les uns des autres. C'est à défaut de distinc-
tion précise, que les opinions les plus diverses se sont produites,
les uns considérant la destruction des polypes du larynx par les
voies naturelles, comme la chose du monde la plus aisée; les
autres affirmant l'opinion la plus diamétralement opposée.
Cette divergence étrange parmi les chirurgiens tient à ce qu'on
est porté à voir dans le polype une espèce de corps étranger qu'il
s'agit d'extraire. On oublie trop que cette tumeur a les attributs
d'un corps vivant, et qu'à ce titre son traitement dépend surtout
de son organisation (1).

Le polype est sujet à se reproduire, à augmenter de volume,
à se multiplier; il peut changer de consistance, de forme, de
place; il peut s'enflammer ou donner lieu à des hémorrhagies;
il peut se ramollir, se détacher spontanément, et subir bien
d'autres modifications encore. Ne voit-on pas dès lors qu'à tous
ces titres le polype du larynx ne doit point être assimilé à un
corps étranger?

Qu'arrive-t-il en effet? Un corps étranger du larynx, une fois
saisi dans les voies aériennes, est nécessairement extrait, et les
symptômes cessent ou à peu près. Or, on verra par l'exemple
dont je vais tracer l'histoire, qu'il peut en être tout autrement
du polype, et ce fait tendrait à militer en faveur de l'opinion

---

(1) J'ai donné l'histoire complète de la structure des polypes du larynx
dans la partie chirurgicale de mon *Traité des maladies du larynx* inséré
dans le *Dictionnaire encyclopédique des sciences médicales*. 1869, Vict. Mas-
son et fils, série 2, t. I, p. 730 et suiv.

qui révoque en doute l'efficacité de la polypo-thérapie laryngée
par les voies naturelles. Il n'en est pourtant pas ainsi dans la
majorité des cas. Plus des trois quarts des polypes du larynx
sont des tumeurs papillaires qui se morcèlent facilement aussitôt qu'on les saisit et dont l'extraction par les voies naturelles
est extrêmement aisée. L'extirpation ou la destruction sur place
des polypes du larynx par les voies naturelles est une chose
très-praticable quand leur tissu est peu dense. C'est encore une
chose praticable à la rigueur, quoique infiniment plus difficile,
quand il s'agit d'une tumeur de structure résistante; mais il est
une exception absolue, c'est son implantation dans le ventricule de Morgagni.

Le polype dont il s'agit ici offrait à l'extirpation par les voies naturelles cette double difficulté, que son tissu était d'une densité
extrême, et qu'implanté dans le ventricule il ne sortait de cette
cavité, de façon à pouvoir être saisi, que pendant la phonation.

Je ne saurais donc assez insister, au risque même de me
répéter, sur la différence qu'il faut établir entre les polypes et
combien il serait erronné d'assimiler ces produits morbides aux
corps étrangers du larynx. En d'autres termes, et pour résumer
ma pensée, le corps étranger est un accident qui appelle du
secours, le polype du larynx est une maladie qui exige un
traitement, et ce traitement différera suivant les cas.

Le fait suivant vient particulièrement à l'appui de ces ré-
fiexions; les nombreuses données pratiques qui s'y rattachent
m'ont conduit à une description, à dessein, très-détaillée.

Le 2 décembre 1868, se présenta chez moi, de la part de M. le
Dr Jules Ruffey, son médecin, M. Charles Boissont, courtier en
vins, âgé de 38 ans, demeurant à Paris, 30 *bis*, boulevard de la
Contre-Escarpe.

M. B...., a la voix rauque et la respiration bruyante; il
est souvent pris d'accès de toux convulsive, et éprouve une sensation de gêne qu'il ne peut définir. Son teint est pâle, sa figure
maigre : l'aspect général dénote une souffrance continue et
offre l'expression particulière d'une hématose incomplète. Le
pouls est à peu près normal, d'une fréquence moyenne (70 à 75);
il est régulier, un peu petit toutefois.

Pendant le récit que me fait M. B..., je remarque que la
parole est entrecoupée à la fin de chaque phrase par des inspi-

rations longues et entendues à distance. Quand il ne parle pas, et que la respiration s'effectue par le nez, elle n'en est pas moins bruyante, quoiqu'à un degré moindre ; mais le malade, qui évidemment s'est habitué à ce bruit, semble ne point s'en apercevoir.

Au repos, M. B... dit ne pas ressentir de gêne respiratoire en dehors des moments qui suivent les accès de toux ; il n'en est pas de même quand il fait quelques mouvements rapides : dès qu'il monte l'escalier ou qu'il fait une course quelque peu forcée, il éprouve du malaise, est pris de palpitations et d'accès de toux qui l'engagent ou même le forcent à s'arrêter.

L'examen laryngoscopique me fait reconnaître un polype isolé situé au niveau de l'attache antérieure des vraies cordes vocales, de façon à recouvrir une partie du ruban vocal du côté droit.

Ce premier examen est fait pendant la respiration la plus forte que puisse exécuter le patient. (Voy. fig. 1, pl. II.)

Mais la tumeur se présente d'une manière très-différente, suivant les divers mouvements exécutés avec les lèvres de la glotte.

Dans la profonde inspiration, elle semble s'effacer en effet, et on n'en aperçoit que la grosseur d'environ un pois, à contour irrégulièrement ovoïde, la grosse extrémité tournée en arrière, vers la glotte inter-aryténoïdienne.

Si le malade essaie d'émettre un son (du registre de la parole ordinaire), la tumeur grossit notablement, et recouvre alors les deux tiers de la corde vocale droite, et environ un quart de la corde vocale du côté opposé. (Voy. fig. 3, pl. II.)

Si ensuite on engage le patient à émettre une note aiguë (le son ne pouvait s'effectuer, mais j'engageais le malade à le simuler, afin d'obtenir le rapprochement le plus complet possible des cordes vocales, et l'élévation du larynx) la tumeur s'allonge alors en recouvrant la plus grande partie des lèvres de la glotte. Sa forme se rapproche de celle d'une massue légèrement étranglée au-dessous de son extrémité renflée (voy. fig. 2, pl. II); le son produit est très-rauque, et l'inspiration faite immédiatement après ce dernier mode d'examen est plus bruyante et plus oppressée qu'à l'ordinaire.

En éclairant ensuite la cavité du larynx de manière que la lumière tombe dans la trachée, je constatais distinctement que la tumeur, quand elle disparaissait en grande partie pendant les profondes inspirations, ne retombait cependant pas, comme on aurait pu le supposer, au-dessous des cordes vocales. Mais en examinant attentivement le mécanisme de cette disparition et réapparition alternantes de la tumeur, je vis distinctement qu'elle se plaçait, le plus souvent et par sa plus grande partie, dans le ventricule de Morgagni du côté droit et qu'elle en sortait pendant l'émission des notes aiguës.

Il m'a été impossible de voir le mode d'implantation de la tumeur qui s'offrait à ma vue par sa grosse extrémité libre de façon à masquer totalement l'extrémité opposée. Mais celle-ci, à en juger sur le degré de mobilité de la tumeur, devait être implantée par un court pédicule à la muqueuse du fond du ventricule.

La tumeur est d'un gris sale sur certains points, complétement blanche sur d'autres. Ses contours ne sont pas très-réguliers, mais ils sont assez nettement délimités pour offrir l'aspect d'un polype de consistance compacte.

Cette supposition se trouva confirmée plus tard quand, après un grand nombre d'examens réitérés, j'ai pu constater que sa forme est constamment la même, et que des tractions exercées sur elle dans la suite n'ont guère pu altérer son aspect massé et dense et sa forme nettement découpée.

Je diagnostiquai par conséquent un polype fibreux à court pédicule implanté dans le ventricule du larynx du côté droit.

Les renseignements fournis par le malade sont les suivants :

Il y a huit ans, il commença à tousser, d'abord peu, bientôt plus fortement, et cette toux, qui s'amenda aux époques les plus chaudes de l'année, revint plus intense à l'approche du mauvais temps. En hiver, il avait des accès très-fréquents d'une toux convulsive, et dans l'intervalle de ces accès, il n'y eut guère de remission complète.

C'est dans cet état de choses que M. B..., exposé un jour à une pluie torrentielle, perdit complétement la voix pendant quelque temps. Sans pouvoir fixer exactement la durée de cette aphonie, M. B... peut affirmer que sa voix, tout en revenant un peu, est restée altérée depuis cette époque. Ayant cultivé le chant, le malade a conscience de la perte de toutes les notes élevées de sa voix ; les notes profondes étaient couvertes, et, même dans le langage parlé, il eut souvent des sons *mouillés* et rauques.

La santé générale resta bonne, et cet état dura environ six ans sans augmenter notablement.

Depuis deux ans, M. B... remarqua que la gêne respiratoire survenant aux moments des accès de toux, augmentait notablement. En même temps, ces accès revinrent de plus en plus fréquemment, et la voix s'éteignit progressivement au double point de vue de son intensité et de sa sonorité.

Il est utile à savoir que M. B....., qui est courtier en vins, est exposé à des vapeurs irritantes par le fait même de la dégustation des vins et des liqueurs qu'il a à examiner. Cette dégustation s'effectue, en effet, par la prise dans la bouche d'une petite quantité de vin ou d'eau-de-vie, dont on hume les vapeurs en les aspirant d'abord pour les faire revenir ensuite vers les arrière-narines. Dans cet acte sont excités nécessairement, non-seulement la muqueuse de la bouche et du pharynx par le contact direct des liqueurs, mais aussi la muqueuse du larynx, de la trachée et des fosses nasales par l'arrivée inévitable, pendant l'inspiration, des vapeurs irritantes de ces liqueurs alcooliques. On peut admettre aussi que quelques particules liquides s'échappent pendant l'aspiration et sont emportées dans les voies aériennes.

Quoi qu'il en soit de cette explication, on conçoit aisément que le larynx étant malade, soit par cette cause ou toute autre, M. B....., en continuant à exercer sa profession, était placé dans des conditions extrêmement défavorables. Il faut considérer que le commerce des vins se fait à [Bercy au grand air, que les négociants sont souvent obligés de faire des courses longues et fatigantes, qu'ils sont exposés à l'air confiné et vicié par les émanations alcooliques des caves et des magasins de vins, etc.

Ces conditions hygiéniques défavorables étaient compensées quelque peu par les habitudes d'extrême sobriété et une vie très-régulière qu'observait rigoureurement le malade.

Au mois de septembre 1868, sans que M. B..... puisse en déterminer la cause, les symptômes s'aggravèrent, la toux devint beaucoup plus fréquente et les paroxysmes se rapprochèrent de plus en plus. N'ayant guère suivi de traitement jusque-là, M. B..... se décida alors à requérir les bons soins de M. le Dr Jules Ruffey. Sous le bénéfice d'une médication antiphlogistique assez énergique, les symptômes s'amendèrent quelque

peu, mais l'amélioration fut de courte durée. C'est alors que
M. le Dr Ruffey me fit l'honneur de m'adresser son malade.

J'ai décrit plus haut l'état local tel que je l'avais constaté dès
le premier examen laryngoscopique; j'ajouterai encore, qu'à
part la présence du polype, je constatai sur toute la muqueuse
du larynx, et notamment sur les replis thyro-aryténoïdiens supérieurs, une injection assez notable avec léger épaississement de
la muqueuse. Tout le vestibule du larynx était d'ailleurs sensiblement dans le même état. Il n'en était pas de même des vraies
cordes vocales, qui, dans toute leur partie non recouverte par
le polype, offraient un aspect normal. La muqueuse aryténoïdienne était à peu près saine; la face antérieure de l'épiglotte
et la muqueuse plaryngée quelque peu injectées. Point de granulations.

A l'auscultation du cou au moyen d'un stéthoscope à très-
large pavillon, l'extrémité opposée étant très-étroite, je n'ai,
malgré la plus grande attention, pu découvrir le bruit de soupape signalé dans le polype pédiculé du larynx, bruit produit
par le déplacement de la tumeur, aux divers mouvements de la
glotte. Voulant alors me mettre dans des conditions d'examen
plus rigoureuses encore, j'employai le stéthoscope à double tubulures en caoutchouc, je l'appliquai exactement au niveau où
je savais la tumeur se trouver (près de l'angle rentrant du cartilage thyroïde du côté droit), et je n'ai cependant pu constater
autre chose que des inspirations rudes et même bruyantes, suivies d'expirations un peu moins accentuées.

J'insiste sur la description de ce genre d'examen seulement
pour montrer combien il serait difficile d'établir un diagnostic
si on ne pouvait pas acquérir *de visu* la certitude de l'existence
du polype.

L'examen du premier jour fut répété les jours suivants, me
donnant sensiblement les mêmes résultats, sinon que la tumeur
semblait toujours de grandeur et de forme différentes, suivant
les mouvements des lèvres de la glotte.

Je déclarai à M. B..... qu'il n'y avait qu'un seul moyen
de guérison possible, lequel consistait dans l'extirpation ou la
destruction sur place, du polype.

Le malade consentit à tout ce que je jugerais nécessaire de
faire.

J'essayai alors dès les premières visites de faire l'extraction de
la tumeur par les voies naturelles. Je me servis, à cet effet, de

la pince laryngée de **M.** Mathieu, qui est construite de manière que, pendant l'ouverture des deux mors, l'un d'eux reste fixe, — dans ce cas c'était l'antérieur, — tandis que l'autre mors s'écarte d'arrière en avant. Cette pince est conçue ainsi dans l'idée d'éviter l'attouchement des cordes vocales par mouvement latéral ; elle est, en outre, plus stable, en ce sens qu'un des mors reste constamment immobile. Cette pince m'eût certainement rendu service si le polype dont il s'agissait ne se fût pas trouvé dans des conditions particulières, eu égard à son implantation dans le ventricule. On a vu, en effet, qu'il ne se présentait entre les lèvres de la glotte que pendant le simulacre des sons aigus ; or, en ces moments, les cordes vocales étant complétement rapprochées l'une de l'autre, le jeu antéro-postérieur de cette pince devint impossible sans toucher quelque partie de la glotte rétrécie par la phonation et provoquer des mouvements réflexes qui rendirent impossible la continuation de ces essais.

Je dus ainsi, après plusieurs essais réitérés, renoncer à son usage. Je me servis alors de la pince laryngée dont les mors ont un jeu latéral. A la face interne des mors de cette pince furent placés des pointes aiguës. Comme pendant le rapprochement des cordes vocales les replis thyro-aryténoïdiens sont complétement effacés et que la tumeur, en faisant en quelque sorte hernie à travers l'orifice du ventricule, venait se coucher sur l'une des cordes vocales (droite) ; le jeu de ma pince put s'effectuer dans le vestibule du larynx sans toucher les parties latérales. Ce mode opératoire fut très-bien toléré. Je pus saisir la tumeur et en arracher de petits lambeaux. Mais c'est à ce moment que se présenta une nouvelle difficulté, pour le coup insurmontable. Le polype, quoique saisi très-facilement, résista d'une manière imprévue, et telle était la densité de sa structure que dans une de ces tentatives, voulant fermer ma pince au moment où je l'avais saisie presque dans sa totalité, il arriva qu'au lieu de l'écraser sur place, la vis qui unit les deux branches de la pince céda par l'effort, et que les deux branches de l'instrument vinrent à chevaucher l'une sur l'autre. En retirant l'instrument je constatai bien que la tumeur s'était étranglée, mais quelques débris insignifiants furent ramenés seulement dans les anfractuosités des mors. (Voy. fig. 4, pl. II.)

On voit par ces détails que je ne dus guère m'attendre à réussir de cette façon. J'unis alors la cautérisation à l'écrasement. Un porte-crayon laryngé me servit à cet effet, et, chaque fois que la surface de la tumeur fut érodée par l'arrachement de quelques débris, je portai le crayon de nitrate d'argent sur cette surface en faisant des cautérisations intenses.

Des semaines se passèrent ainsi ; ces tentatives furent répétées très-souvent, et cependant la tumeur ne diminuait guère de volume.

J'insiste sur ces détails parce qu'il me semble important de faire bien ressortir que les opérations par les voies naturelles, qui réussissent si bien quand le polype est mou (papillome, myxome), offrent des difficultés très-sérieuses quand le tissu de la tumeur est dense et résistant.

Je priai un jour M. le professeur Dolbeau de venir voir mon malade. Il l'examina et put se convaincre de l'état des choses : la muqueuse du polype était érodée par les tractions que j'avais exercées. Je pratiquai ensuite, en présence de M. Dolbeau, une cautérisation au crayon de nitrate d'argent sur la tumeur, qui fut instantanément enveloppée d'une couche blanchâtre. M. Dolbeau m'exprimait cette conviction, que ces tentatives, dont il vit cependant la facile exécution, ne pourraient pas réussir sur une tumeur aussi dense, et je me rendis volontiers à cette manière de voir, car malgré les cautérisations réitérées pratiquées jusque-là, je n'avais obtenu que des effets fort médiocres.

Je fis reposer M. B... quelques jours. C'est alors que j'essayai l'extraction par arrachement. L'instrument dont je me servis resta le même, mais au lieu d'écraser sur place, j'exécutai des mouvements de traction.

Dans plusieurs de ces tentatives, tel était l'effort que je mis à cette pratique, que la pince, en enlevant de petits débris de la tumeur, s'en détacha brusquement pendant le mouvement de traction et vint se heurter avec assez de violence contre l'arcade dentaire supérieure.

Après quinze jours de ces essais je dus encore cesser. Il arriva, ce qui était inévitable, l'inflammation de l'organe. La voix s'éteignit complément, la toux devint de plus en plus fréquente, des accès de suffocation extrêmement alarmants survinrent à des moments de plus en plus rapprochés.

Il m'eût évidemment resté un dernier moyen à essayer, la galvanocaustie. Mais on n'a pas oublié que la tumeur était implantée dans le ventricule du larynx et que je n'aurais pu atteindre que la partie qui faisait hernie pendant la phonation. On conçoit aisément la difficulté et même le danger de la galvanocaustie appliquée à une tumeur mobile, et que tout mouvement d'inspiration tendait à faire disparaître.

Dans cet état de choses, il n'y avait plus qu'une indication à remplir, c'était de rendre perméables les voies par une opération directe pratiquée sur le larynx ou sur la trachée. J'écartai l'idée de la trachéotomie, opération palliative qui aurait fait subsister la cause du mal, et je décidai de pratiquer la laryngotomie afin d'extirper directement, par voies artificielles, le polype qui avait résisté à tant de tentatives réitérées.

Dès lors il s'agissait d'ouvrir le larynx sur un lieu d'élection qui dût nécessairement être le plus rapproché possible du polype.

Après avoir fait une série d'expériences sur le cadavre à l'hôpital Beaujon, où je fus assisté par M. le Dr Planchon, alors interne de M. Dolbeau, je suis arrivé à la conclusion que de tous les modes de section du larynx, celui qui rendait le plus directement et le plus complétement accessibles les ventricules, c'était la section du thyroïde, tout en ménageant les membranes crico-thyroïdiennes et hyo-thyroïdiennes.

Nous avons beaucoup multiplié ces expériences, nous les répétâmes ensuite sur des animaux vivants, et les résultats que nous obtînmes à cet égard feront le sujet d'une communication ultérieure.

J'ai donc décidé l'ablation de la tumeur après section du cartilage thyroïde.

Après avoir laissé reposer M. B... pendant quelques jours, j'ai exécuté cette opération le 9 février au domicile du malade. Celui-ci était disposé dans son lit comme s'il s'agissait de pratiquer la trachéotomie.

Je fus aidé par MM. les Drs Ruffey et Planchon. Comme j'avais l'intention d'écarter les deux valves du cartilage thyroïde le moins largement possible, je munis une lampe allumée d'un laryngoscope à lumière directe, dans l'intention d'éclairer la cavité du larynx en cas de besoin. Cette disposition dut me rendre de signalés services.

Après avoir anesthésié la peau du cou localement par l'évaporation de l'éther, je fis une première incision depuis le corps de l'os hyoïde jusqu'au bord inférieur du cartilage cricoïde, en sectionnant la peau seulement. Quelques petits réseaux veineux

nécessitèrent plusieurs ligatures. Je dus m'arrêter à ce moment
à cause d'une syncope survenue à la suite de la position de la
tête, qui dut nécessairement entraver la respiration, mais à laquelle l'émotion du malade n'était pas étrangère. Il est inutile
de dire que le malade n'était pas chloroformé. Après avoir écarté
le tissu conjonctif, je mis très-facilement à nu le cartilage thy-
rhoïde dont l'angle de réunion formait une éminence extrêmement saillante. Je fis alors, avec un bistouri droit et pointu,
une ponction juste dans l'angle rentrant du bord supérieur
du thyroïde, et cette ponction faite, je remplaçai le bistouri pointu par un bistouri boutonné. Je sectionnai alors le
cartilage thyroïde de haut en bas exactement dans la ligne médiane, par des mouvements de scie, et je pus, sans notable
résistance, fendre ainsi environ deux tiers de la hauteur. Mais
arrivé au niveau à peu près du point d'implantation des cordes
vocales, je ne pus continuer la section : le cartilage était ossifié.
La résistance était même telle, qu'en voulant forcer la section
et ayant provoqué un violent mouvement de toux, je craignis
un moment que la lame ne se cassât dans l'intérieur du larynx
et m'empressai de la retirer. Ayant à diverses reprises touché
la muqueuse du larynx et provoqué des mouvements réflexes,
je crus utile d'attendre alors que le calme se rétablît. Après
quelques minutes, et le patient ayant repris sa respiration, je
pratiquai l'ouverture du point ossifié du thyroïde, avec de fortes
cisailles, après avoir vainement essayé d'y parvenir avec des
ciseaux ordinaires. On voit ainsi que le tiers inférieur du thyroïde fut littéralement fracturé avec effort. Ce fait me semble
important dans ce sens que la guérison complète de la plaie,
quoique retardée par cette circonstance, a pu s'effectuer néanmoins, et sans que les cordes vocales eussent été lésées. Le larynx ainsi ouvert, je ménageai complétement les membranes
crico-thyroïdiennes et thyro-hyoïdiennes. Après avoir fait respirer le malade pendant quelques instants par la plaie et la
bouche, je le fis asseoir, je plaçai ensuite deux écarteurs mousses
dans la plaie, dont un aide tenait béants les deux bords pendant
que l'autre tenait la lampe derrière moi, de façon à projeter un
faisceau de lumière dans la cavité du larynx, à travers l'ouverture. (Voy. fig. 5, pl. II.) Celle-ci était d'environ 4 millimètres
et n'eût pas suffi pour permettre la vue du ventricule, sans une
vive lumière artificielle, d'autant plus que la cavité du larynx
était remplie de sang. Mais j'attache une importance particu-

lière au faible écartement des deux valves du thyroïde, et c'est
là ce qui m'a déterminé à ne pas sectionner les ligaments du
larynx. Je parvins ainsi à voir le polype, qui, après un effort de
toux, vint se placer entre les deux lèvres de la glotte ; plongeant
alors rapidement dans l'intérieur du ventricule droit avec une
petite pince et de petits ciseaux courbes, je parvins à couper le
polype avec son pédicule exactement à son point d'implantation
(Voy. fig. 6, pl. II).

La tumeur qui força le passage quand je la retirai, fut placée
dans un flacon d'alcool.

A l'instant, la respiration devint normale, et ce qui est plus
remarquable, la toux cessa complétement et au même moment.

Pour m'assurer si les cordes vocales avaient été ménagées,
j'engageai le malade, séance tenante, non sans une certaine ap-
préhension, à chanter une gamme. Il émit alors des notes vibrantes et sonores de toute l'étendue de sa voix, et comme si
son larynx était dans l'état le plus absolument normal.

Nous ne nous étions, ni mes confrères, ni moi-même, attendu
à ce phénomène, et je n'hésite pas à dire que je me trouvais,
quant à moi, par cette expérience si probante et si absolue, mis
en contradiction avec ma prévision et avec l'opinion que j'avais
exprimée sur cette opération, avant de l'avoir pratiquée, dans
mon article sur les polypes du larynx contenu dans le Dictionnaire encyclopédique des sciences médicales, dont voici quelques
passages :

« La section du thyroïde peut être nécessaire si la tumeur est
placée dans le ventricule de Morgagni, mais dans ce cas seulement. Cette section doit être évitée dans toute autre circonstance : *a*, parce que les plaies pénétrantes du thyroïde produisent nécessairement la lésion des cordes vocales, si exactement
que soit faite l'opération à la partie moyenne du cartilage ; *b*,
parce que les plaies des cartilages du larynx (et ce que nous di-
sons a trait aussi au cricoïde), peuvent produire la périchondrite et la carie consécutive ; *c*, parce que ces cartilages sont
assez souvent ossifiés, que cette ossification est ordinairement
prématurée chez les individus atteints de maladies du larynx, et
qu'elle est nécessairement une cause de cicatrisation plus difficile ; *d*, parce que, en somme, toute la surface de la cavité du
larynx est accessible à la vue et au toucher, — là, j'excepte les
ventricules, bien entendu, — sans la section d'aucun des cartilages du larynx. »

J'avais donc craint, on le voit par cette citation, que la voix
ne subît une altération plus ou moins marquée ; mais on peut
voir également que je n'en déclarais pas moins nécessaire la
section du thyroïde dans les cas d'implantation du polype dans
le ventricule. J'avais aussi prévu l'ossification prématurée du
cartilage, et à cet égard le fait ne vint que trop confirmer
ma prévision. On verra dans un instant que la cicatrisation de
la partie ossifiée se fit avec une extrême lenteur, ce qu'il faut
attribuer évidemment à l'inégalité des bords de la plaie osseuse.
Il s'effectue, en effet, quand on fracture un os large, des pertes de
substance en forme d'éclats, et la réunion se trouve ainsi nécessairement entravée ou au moins notablement ralentie.

Je reviens à mon malade. Il se mit au lit, et je l'engageai à
observer un silence absolu.

J'essayai aussitôt de rapprocher les bords de la plaie au
moyen de serres-fines très-fortes.

Mais dès le lendemain je fus obligé de retirer les serres-fines
par suite du gonflement survenu dans la peau qui s'était ré-
tractée considérablement.

Le 11 février, surlendemain de l'opération, fièvre assez intense. Il survient une expuition considérable de mucus ressem-
blant à du blanc d'œuf très-filant. La toux est rare cependant.
Inappétence , fièvre, abattement. La respiration semble moins
facile. Emphysème assez prononcé sous la peau du cou ; je la
fais disparaître assez facilement par la pression. Dans la
crainte qu'il ne pût survenir un œdème des parties, je priai
M. Planchon de passer la nuit auprès du malade et le remplaçai moi-même le lendemain.

13, 14 février. Aucun changement notable, sinon que la toux
a augmenté et que les crachats, devenus extrêmement abondants,
sont purulents.

15, 16, 17 février. Les bords de la plaie s'épaisissent de plus
en plus, le lambeau du côté gauche se rétracte au point de
laisser à nu la partie correspondante du cartilage thyroïde. Des
paroxysmes violents d'une toux sonore surviennent souvent dans
la journée et produisent de véritables accès de suffocation ; mais
en dehors de ces paroxysmes qui ne durent que quelques minutes, la respiration se fait mieux qu'au second et troisième jour.
La fièvre diminue.

Défense absolue au malade de parler ; en l'engageant cependant moi-même quelquefois à formuler quelques mots, je peux constater l'intégrité de la voix.

Ici, il faut remarquer que le caractère des crachats aurait pu faire supposer une complication quelconque du côté des voies aériennes inférieures. En effet, chaque crachat pris isolément était extrêmement large et comme formé d'une masse épaisse de pus et de mucosité noirâtre. Et cependant l'auscultation la plus attentive et pratiquée tous les jours ne me permit de reconnaître la moindre trace de lésion dans les bronches ou dans aucune partie des organes thoraciques.

Je dirai à cette occasion, que ni à ce moment, ni dans le cours de la cicatrisation, il n'y eut, à part quelques furoncles au cou, la moindre complication éloignée de la plaie.

Pour obvier à l'inconvénient de l'écartement des bords de la la plaie pendant les accès de toux, je disposai une bande autour du cou avec deux coussinets, qui durent tenir rapprochés les cartilages. Je dus bientôt renoncer à cet essai et à tout autre d'ailleurs que je tentai dans la suite pour obtenir la contention des deux valves divisées, du cartilage thyroïde. J'engageai alors le malade à maintenir avec ses mains son larynx pendant les accès de toux pour en éviter l'écartement autant que faire se pouvait. Cet écartement se produisit aussi pendant la déglutition sans que cependant l'acte en fût gêné : les solides et les liquides purent être avalés normalement.

Petit à petit les bords libres de la plaie cartilagineuse se réunirent en haut; le périchondre dans tout l'espace dénudé se couvrit de bourgeons charnus. Bientôt l'écartement devint moindre même aux divers mouvements du larynx ; les bords de la plaie cutanée s'amincissaient, se rapprochaient.

Quinze jours après l'opération, la plaie totale était fermée, à l'exception d'un pertuis qui eût laissé passer une plume d'oie; l'état général était excellent, l'appétit revint, les crachats diminuèrent beaucoup, mais la toux était toujours très-opiniâtre. Il arriva même un jour en ma présence, qu'à la suite d'un accès de toux la plaie se rouvrit dans toute son étendue, mais elle se referma deux jours après, à la suite du calme obtenu par du sirop de morphine, dont je fis administrer à peu près une cuillerée à café toutes les heures.

Le dix-huitième jour le malade quitta le lit.

Le vingtième jour il survint, à l'angle supérieur de la plaie, un petit abcès que j'incisai. A partir de ce moment le malade eut plusieurs furoncles au cou, à des distances plus ou moins éloignées de la plaie. Je fis faire des lotions à la glycérine.

Le trente-cinquième jour de l'opération les bords de la plaie étaient complétement réunis. Un léger suintement persista cependant encore pendant une quinzaine de jours sans que l'on pût voir la trace d'un orifice. Il arriva un jour aussi que, pendant un fort mouvement respiratoire (bâillement), il se forma tout d'un coup une poche emphysémateuse au niveau de la cicatrice, qui resta une heure, disparut spontanément et ne se reproduisit plus.

C'est le 23 mars, le quarante et unième jour après l'opération, que M. B... vint me voir chez moi. Il a toutes les apparences de la pafaite santé. La toux a cessé, sa figure s'est colorée et il a pris de l'embonpoint. La voix est absolument normale, la respiration complétement libre. Sauf une certaine faiblesse qui lui rend difficile de monter l'escalier, par suite du long repos forcé, M. B... n'a plus d'autres symptômes de la convalescence.

L'examen laryngoscopique me montre les cordes vocales libres dans toute leur étendue, s'écartant largement dans les mouvements de profonde inspiration, et s'approchant très-franchement pendant la phonation (voy. fig. 7, pl. II).

Je revois M. B... à des distances rapprochées jusqu'à ces derniers jours. La cicatrisation de sa plaie est complète, ses forces sont revenues.

Aujourd'hui (20 mai, par conséquent 106 jours après l'opération) ni l'état général ni l'état local ne portent la moindre trace de la situation grave dans laquelle s'était trouvé M. B....

La guérison est complète et la voix absolument normale.

La tumeur (voy. fig. 8, pl. II), dont j'ai suffisamment décrit les caractères extérieurs, fut remise pour l'étude histologique à M. Ranvier.

Examen histologique par le Dr Ranvier (voy. fig. 9 et 10, pl. II).

A la surface de la tumeur on trouve une couche continue d'épithélium stratifié, à cellules cylindro-coniques. Cette couche est régulière ; elle repose sur une surface lisse ou légèrement sinueuse ; il n'y a pas là de papilles proprement dites.

Les cellules les plus superficielles portent des cils vibratils.

La masse de la tumeur est formée par des faisceaux de tissu conjonctif entre-croisés en divers sens.

Les cellules du tissu conjonctif, après coloration par le carmin et conservation des préparations dans un mélange de glycérine et d'acide formique, apparaissent d'une manière fort nette, et l'on reconnaît que leur nombre varie beaucoup, suivant les points soumis à l'examen. Dans quelques-uns elles se montrent en proportion analogue à celle que l'on trouve dans le tissu cellulaire sous-cutané; dans d'autres, au contraire, elles sont en très-forte proportion et forment ainsi des points que l'on a appelés des îlots de prolifération.

Au milieu du tissu fibreux, sur des préparations faites après durcissement, comme il a été indiqué plus haut, on distingue des artères et des veines d'un gros calibre constituant des sortes de sinus; enfin des glandes veineuses placées sur des plans plus ou moins profonds, dont les conduits viennent s'ouvrir à la surface de la tumeur.

Ces conduits sont acineux; ils présentent des dilatations irrégulières et sont tapissés d'épithélium cylindrique à une seule couche.

Les culs-de-sac glandulaires sont : les uns petits et munis d'épithélium pavimenteux; d'autres, et c'est le plus grand nombre, sont régulièrement tapissés de cellules cylindriques claires, rappelant les cellules caliciformes, ayant comme elles leur noyau refoulé à leur partie profonde (*g.*)

De l'existence d'un nombre assez considérablede glandes, il ne faut pas conclure qu'il s'agit là d'un adénome, car chaque fois qu'une tumeur se développe dans une région qui contient des glandes, celles-ci restent englobées dans la masse morbide, et elles y subissent même d'habitude, ainsi qu'on l'observe dans le cas dont il s'agit ici, des modifications qui font croire qu'elles sont en nombre plus considérable.

Ces modifications sont une multiplication de leur épithélium, des transformations de ces cellules, et par suite un agrandissement des culs-de-sac glandulaires.

Par conséquent, la définition de cette tumeur est donnée non par l'existence des glandes, mais par la néoformation du tissu fibreux.

La tumeur doit donc être considérée comme un fibrome.

OBSERVATION III.

Portion de tendon de veau engagée derrière le cartilage thyroïde. — Thyrotomie. — Guérison.

Pelletan, Clinique chirurgicale, t. I.

En 1788, on amena à Pelletan un homme d'environ 30 ans, qui avait avalé de travers un tendon de veau de forme cylindrique, long d'un pouce et gros comme le petit doigt.

Depuis trois jours que l'accident avait eu lieu, la respiration était bruyante; le malade ne pouvait avaler de liquide, même sa salive, sans déterminer une toux convulsive avec suffocation imminente. La déglutition des solides était plus facile, mais souvent des parcelles s'engageaient dans la trachée.

A cause de son volume, il était évident que le corps étranger n'avait pu pénétrer dans la glotte. Le cathétérisme de l'œsophage, l'introduction du doigt dans le pharynx jusqu'à la base de l'épiglotte ne donnèrent aucun résultat.

L'état du malade devenant inquiétant, la thyrotomie fut pratiquée de préférence à la trachéotomie parce qu'il y avait un aplatissement notable du cartilage thyroïde qu'on supposa dépendre du corps étranger fixé dans la partie postérieure de ce cartilage.

Le cartilage thyroïde fut incisé dans son milieu afin de laisser intacts les ligaments de la glotte à droite et à gauche. Pelletan introduisit son petit doigt dans l'écartement des deux bords de la plaie du cartilage de bas en haut, et il le retira aussitôt sans avoir rien distingué. Le malade témoigna que le corps étranger avait été déplacé et qu'il se sentait disposé à l'avaler. Une éponge fixée à l'extrémité d'une baleine et introduite par la bouche le précipita dans l'estomac. Le soulagement fut immédiat.

L'opération avait été simple et facile et les suites furent telles, que le malade ne garda même pas la diète. La guérison de la plaie traîna un peu en longueur, et le malade a conservé la voix rauque.

OBSERVATION IV.

Haricot dans les voies aériennes. — Section du cartilage thyroïde. — Mort.

Marjolin, Dictionnaire de médecine, art. Bronchotomie.

Une jeune fille de 7 ans avait avalé un haricot qui s'était introduit dans les voies aériennes. Elle fut prise d'accidents de suffocation et de difficulté de respirer, et resta ainsi pendant trois jours. Quand Marjolin la vit, il pratiqua l'ouverture du larynx en sectionnant sur la ligne médiane le cartilage thyroïde, considérant cette opération comme moins dangereuse et d'une exécution plus facile que la trachéotomie. Le haricot ne se présenta pas à l'ouverture du larynx. L'enfant mourut le lendemain, et à l'autopsie, on trouva le corps étranger engagé dans la bronche droite qu'il obstruait presque complétement.

OBSERVATION V.

Tumeurs verruqueuses du larynx. — Laryngotomie.

Brauers de Louvain, 1833 (Krishaber, Dictionn. encycl., p. 762)

Homme de 40 ans ; dyspnée depuis plusieurs années. Incision du cartilage thyroïde de bas en haut dans toute sa longueur. En écartant les bords de la division, on apeçut des tumeurs verruqueuses (épithéliomes), qui remplissaient toute la cavité laryngienne. On les cautérisa avec du nitrate acide de mercure. Au bout de quelques jours, ces tumeurs avaient acquis une telle dimension, que la respiration redevint difficile. La plaie presque fermée fut agrandie par l'ablation d'une partie du cartilage thyroïde. Les tumeurs répullulèrent avec vigueur à l'endroit où elles furent cautérisées, et cela toujours en raison directe du nombre des cautérisations. On appliqua enfin le fer rouge, qui ne produisit qu'une légère inflammation de la face interne du larynx, tandis que la partie postérieure de l'organe devint le siége d'un engorgement inflammatoire.

Le malade a survécu à l'opération plus de vingt ans, et est mort d'une maladie étrangère au larynx.

OBSERVATION VI.

Laryngotomie thyroïdienne pour extraire un corps étranger introduit dans les voies aériennes chez un enfant de 7 ans.

Maisonneuve, Gazette médicale, 1839.

Un enfant de 6 à 7 ans suçant un noyau de prune fit une chute et subitement fut pris d'un accès de suffocation qui l'empêcha d'appeler au secours. Face rouge et tuméfiée ; voix inarticulée et rauque. L'enfant indiquait avec la main le larynx comme étant le siége du corps étranger. Cathétérisme de l'œsophage ; quelques grains d'émétique semblent donner du soulagement. La voix reste rauque et la respiration difficile. Vint un accès de suffocation qui faillit faire périr le malade puis deux jours entiers de calme.

Le sixième jour, les accidents se renouvelèrent; un bruit singulier, semblable à celui d'une soupape qui s'ouvre et se ferme violemment, avait lieu dans les efforts d'expiration et principalement dans la toux. On pensa à un spasme de la glotte. Sangsues, antispasmodiques. Les accidents survenaient à de plus courts intervalles.

M. Maisonneuve consulté n'hésita pas à proposer l'opération pour enlever le corps étranger.

L'opération n'offrit rien de bien remarquable. Le cartilage thyroïde fut fendu dans toute sa hauteur pour permettre l'exploration des ventricules du larynx, où le chirurgien soupçonna un instant que pouvait être logé le corps étranger. Il ne le trouva pas et laissa l'enfant au repos.

Le lendemain à l'aide de deux crochets mousses, les lèvres de la plaie sont écartées, et au milieu d'un effort d'expiration, le noyau sortit avec force et fut lancé à quelques pieds de distance.

Aucun accident inflammatoire ne s'est manifesté du côté des voies aériennes, et trois semaines après, la guérison était complète, l'enfant ne conservait plus qu'un peu d'enrouement.

OBSERVATION VII.

Sangsue dans les voies aériennes. — Laryngotomie. — Guérison.
A. Vital, Gazette médicale, 1838.

Un soldat à la légion étrangère, âgé de 25 ans, avait depuis un mois des crachements de sang survenus brusquement après avoir bu à une fontaine publique en Afrique. Un quart d'heure après s'être désaltéré, il avait éprouvé à la gorge des picotements très-forts, de la gêne, et avait rendu le sang par gorgées.

La maladie fut prise et soignée pour une affection pulmonaire sans aucun succès.

L'attention du malade ayant été appelée sur la présence possible d'une sangsue, il se souvint que la fontaine contenait en quantité des sangsues filiformes; il étudia ses sensations et affirma, les jours suivants, qu'il sentait les allées et venues de l'animal dans sa trachée.

L'opération seule pouvait le débarrasser. La laryngotomie de Desault fut pratiquée 46 jours après le début des accidents, cette opération étant pour M. Vital, quand il s'agit de corps étrangers, de beaucoup supérieure aux autres méthodes.

Incision des téguments d'un pouce et demi de longueur depuis
l'os hyoïde jusqu'au cartilage cricoïde. L'aponévrose cervicale
fut incisée sur la sonde cannelée, et le cartilage thyroïde apparut
avec sa saillie angulaire. L'espace crico-thyroïdien fut reconnu;
l'artère crico-thyroïdienne abaissée avec l'ongle et la membrane
perforée à l'aide d'un bistouri très-aigu. Puis le même bistouri
non boutonné divisa le cartilage sur la ligne médiane. Très-peu
de sang s'écoula.

Restait à écarter l'une de l'autre les deux lames du thyroïde
divisé. Cette petite manœuvre, si facile sur le cadavre, présenta
quelque difficulté. Il est probable que la résistance tenait au passage des muscles sterno-hyoïdiens, qui chacun de leur côté bri-
daient une moitié du cartilage, et aux attaches des sterno-hyoïdiens et des thyro-hyoïdiens, qui, par le fait de la contraction
musculaire, maintenaient les moitiés du larynx en position.
Quoi qu'il en soit, le manche d'un scalpel fut introduit dans la
section cartilagineuse, et servit à en écarter les lèvres de 4 lignes
environ. Une pince introduite dans la plaie ne donna aucun
résultat. Une minute ne s'était pas écoulée, qu'une forte expiration chassa par la plaie des mucosités avec un peu de sang, et
fit jaillir une grosse sangsue par son milieu. Celle-ci fut saisie
par le pouce et l'indicateur ; elle continuait d'adhérer par ses deux
extrémités à la muqueuse trachéale, et il fallut une traction assez forte pour l'enlever. De suite, il y eut un soulagement mar-
qué. Deux points de suture furent placés sur les lèvres de la
plaie. Le malade immédiatement prononça qnelques mots ; sa
voix était claire ; il ne souffrait pas.

Les suites de l'opération furent très-bonnes. Le 15 septembre, le
malade parle sans éprouver de gêne. Ses nuits sont bonnes. La plaie
est cicatrisée dans ses 5 sixièmes. Le 24 septembre, il se forme une
poche aérienne en avant de la plaie. Un petit coup de lancette
suffit pour la faire disparaître. Deux jours après, la cicatrisation
était complète. Le malade sort entièrement guéri le 11 octobre.

OBSERVATION VIII.

Sou en bronze dans le larynx. — Section sur la ligne médiane de la pomme
d'Adam. — Guérison.

Martin Coates ; Salisbury, 1864. Britisch med. Journ., 1865, traduit
par M. Powel, externe des hôpitaux.

Pendant le courant de l'année 1864, un jeune homme, ayant

depuis plusieurs jours un sou en bronze dans le larynx, entra à l'hôpital à Salisbury dans le service de M. Martin Coates. Ce chirurgien divisa la pomme d'Adam juste sur la ligne médiane, sans blessure des cordes vocales. Les ailes du cartilage étant écartées, la pièce fut retirée.

La guérison survint sans le moindre désagrément.

Pendant une visite qu'il fit en mars 1864 à Salisbury, le Dr Duncan Gibb, qui rapporte ce fait dans son excellent article sur la division de la pomme d'Adam (*Britisch medical Journal*, 1865), dit qu'il a vu le malade et qu'il a pu vérifier par lui-même ce beau résultat.

Nous n'avons pu recueillir que huit observations de laryngotomie où le cartilage thyroïde seul a été sectionné. Dans un de ces cas, celui de M. Dolbeau, il s'agissait de rétablir le cours normal de l'air à la suite d'un rétrécissement du larynx. Dans les autres, c'était pour enlever des corps étrangers ou des tumeurs que l'opération a été pratiquée.

Les cinq observations se rapportant à des corps étrangers fournissent des résultats différents. La première, celle de Pelletan, 1788, est remarquable par la précision du diagnostic, par la simplicité de l'opération et la facilité avec laquelle le corps étranger fut enlevé. Il y eut un peu de lenteur dans la guérison de la plaie et le malade conserva la voix avec de la raucité.

La deuxième, Marjolin, 1821, se termine par la mort, arrivant le lendemain de l'opération. Le chirurgien fit la thyrotomie de préférence à l'ouverture de la trachée. L'opération fut faite *in extremis;* il ne restait pas assez de forces à l'enfant pour déplacer le corps étranger. La trachéotomie eût été certainement suivie du même résultat.

Dans la troisième observation, celle de M. Maisonneuve, la thyrotomie fut pratiquée parce que le chirurgien croyait le corps étranger placé dans les ventricules du larynx. La trachéotomie, dans ce cas, eût été plus avantageuse. Le corps étranger fut expulsé le lendemain. Telle qu'elle a été faite, l'opération a été très-simple ; elle n'a amené aucun accident ; la guérison a été rapide, et trois semaines après l'opération, l'enfant avait recouvré complétement la voix, sauf un peu d'enrouement.

Les faits de Vital et de Martin Coates fournissent les résultats les plus avantageux : les corps étrangers furent directement enlevés, et la guérison fut rapide avec voix normale.

Les deux observations où la section du cartilage thyroïde a été faite seule pour des tumeurs du larynx, sont fournies par Brauers, de Louvain, qui en 1833 pratiqua le premier cette opération, et par Krishaber qui l'a faite, à notre connaissance, le dernier, 1869.

Ces deux opérations ont été exécutées d'une façon bien différente : dans la première, les tumeurs verruqueuses étaient développées à un tel point que les cautérisations les plus énergiques durent être employées et la plaie dut même être agrandie *par l'ablation d'une partie du cartilage thyroïde.* La vie fut ainsi conservée et le malade mourut d'une maladie étrangère au larynx plus de vingt ans après. Dans un cas semblable, il n'y a pas lieu de penser à la phonation. Le but du chirurgien est exclusivement la prolongation de l'existence du malade.

Dans le fait de Krishaber, non-seulement l'opération a été très-facile, non-seulement les suites ont été très-simples, mais les résultats sont tellement remarquables, qu'en admettant qu'on ait pu enlever le polype par les voies naturelles, il était impossible d'espérer une conservation aussi intégrale de la phonation.

Le malade aujourd'hui jouit de la plénitude de sa voix absolument comme avant le début de son affection, et, chose extrêmement remarquable, signalée également par Vital, immédiatement après l'ablation du polype le malade a pu donner des notes vibrantes et sonores qui lui étaient inconnues depuis longtemps.

Si nous considérons les résultats fournis par l'opération de la section du cartilage thyroïde seul, alors que la vie était menacée par la présence d'un corps étranger ou d'une tumeur, nous trouvons 1 cas dans lequel l'opération a été faite sans succès, la mort étant survenue le lendemain par le fait des lésions dues à la présence du corps étranger, et 6 cas dans lesquels la vie a été conservée et où la respiration est revenue normale.

Si nous prenons les résultats au point de vue de la phonation nous avons une aphonie (Brauers, de Louvain), une voix enrouée, (Maisonneuve), une voix rauque, Pelletan, et trois voix jouissant d'une intégrité absolue (Krishaber, Vital, Martin Coates).

B. *Section du cartilage thyroïde et de la membrane thyro-hyoïdienne.*

OBSERVATION IX.

Opération de laryngo-trachéotomie faite pour un polype volumineux du larynx.

Observation adressée à la Société de Chirurgie par M. Debron, d'Orléans, Gazette hebdomadaire, 1864. — Thèse de Swebel, Strasbourg, 1866.

Malade de 52 ans, se plaignant depuis six mois d'une gêne croissante pour parler, pour avaler et même pour marcher un peu vite. Pas d'accès de suffocation, mais teint bleuâtre.

Rien d'apparent à l'extérieur. Pendant les mouvements de déglutition, on voit au fond du gosier une tumeur arrondie, de la grosseur d'une noix. Elle pouvait être saisie avec une pince de Museux. La base d'implantation ne pouvait être déterminée.

Le laryngoscope n'était d'aucune utilité, la cavité du larynx étant masquée par un gros renflement de la tumeur.

M. Debrou fit d'abord la laryngotomie sous-hyoïdienne; mais, quand il voulut attirer la tumeur au dehors par la plaie du cou, il y eut de telles menaces d'asphyxie, qu'il pratiqua la laryngotomie thyroïdienne. La tumeur enlevée, à l'aide d'un écraseur, sans que la respiration fût gênée par le sang, M. Debrou craignant des accidents de suffocation par le gonflement consécutif, ouvrit les trois premiers anneaux de la trachée sans toucher au cartilage cricoïde et mit une canule.

Le malade mourait sept jours après l'opération.

L'autopsie montra de petits abcès à la base des poumons. Absence complète de gonflement inflammatoire du larynx démontrant l'inutilité de la trachéotomie.

M. Debrou attribue à la trachéotomie la mort de son opéré, les abcès dans le poumon étant, d'après lui, dus à une bronchopneumonie qui aurait été le résultat de la présence de la canule à demeure.

Nous n'avons trouvé que cette seule observation dans laquelle le cartilage thyroïde et la membrane thyro-hyodienne ont été sectionnés. Nous ne pouvons même pas rigoureusement rattacher cette opération à un procédé opératoire, car le cartilage thyroïde n'a été coupé que par cela seul que la laryngotomie sous-hyoïdienne avait été insuffisante. Une fois le cartilage divisé, l'ablation de la tumeur a été très-simple. Le résultat de cette opération fut la mort du malade. Il est vrai que, poussé par la crainte du gonflement consécutif, Debrou fit une nouvelle lésion qui était, comme il en convient lui-même, tout à fait inutile. Il incisa trois ou quatre anneaux de la trachée pour placer une canule à demeure. Cette dernière opération a, selon lui, occasionné la broncho-pneumonie qui enleva son malade. Ce fait a jeté du discrédit sur la laryngotomie. C'est la seule de toutes nos observations où la mort doit être attribuée directement à l'opération.

C. *Section du cartilage thyroïde et de la membrane crico-thyroïdienne.*

OBSERVATION X.

Polypes du larynx enlevés par la division du cartilage thyroïde.

Gilewski (de Cracovie) (Wiener med. Wochenschr. 28. Juni und 1. Juli 1865
British medical journal, sept. 1865).

Traduite in extenso par M. Powel, externe des hôpitaux.

Jeune fille de 16 ans, ayant depuis plusieurs mois la voix rauque et la respiration bruyante, surtout pendant le sommeil. A l'angle antérieur de la glotte étaient trois excroissances polypeuses ayant un aspect moitié charnu moitié muqueux, l'une plus grande que la tête d'une épingle, et les deux autres presque aussi grosses que des pois. A chaque expiration forcée elles étaient portées légèrement en arrière, et l'épiglotte empêchait de bien les voir avec le laryngoscope. Il était encore plus difficile et même presque impossible d'appliquer une ligature à cause des violents mouvements réflexes et de l'étroitesse de l'ouverture. Il était alors nécessaire de pratiquer une ouverture artificielle pour enlever les polypes. C'est ce qui eut lieu au mois de décembre 1864.

La malade étant chloroformée, une incision fut faite sur la ligne médiane du cou pour mettre à nu une partie de la membrane thyro-hyoïdienne, le larynx et la trachée jusqu'au second anneau. Pas d'hémorrhagie. On laissa la malade se réveiller. Un bistouri fut introduit le long du bord supérieur du cartilage cricoïde, et la membrane crico-thyroïdienne fut divisée sur la ligne médiane jusqu'au bord inférieur du cartilage thyroïde. L'air sortit à travers l'ouverture. On introduisit un bistouri boutonné, et les parties étant maintenues tendues par un crochet fixé au-dessus du second anneau de la trachée, l'incision fut continuée en haut jusqu'au bord supérieur du larynx. La malade fut prise de quintes de toux avec grande agitation, mais l'hémorrhagie resta très-légère. Alors les parties divisées étant maintenues écartées à l'aide de crochets fixés au milieu de chaque bord de la plaie, on put voir toute la cavité du larynx. Le Dr Gilewski fut étonné de trouver le polype muqueux, qui avait paru au laryngoscope ausssi grand qu'un pois, réduit à deux petits fragments pâles de tissu aréolaire pénétrant entre les bords de la plaie, au niveau de l'angle antérieur de la glotte. Tout à fait à côté se trouvait une petite excroissance dure, mamelonnée, de la grosseur d'une tête d'épingle. Cette excroissance était pâle comme la membrane muqueuse environnante qui présentait un état catarrhal. Il n'y avait pas d'autre tumeur, et la petite excroissance ci-dessus fut enlevée avec des ciseaux. La disparition de la grande tumeur fut attribuée à ce qu'elle s'était vidée en partie par l'incision et en partie par les quintes de toux qui accompagnèrent l'opération. On observa, en effet, qu'un peu de liquide analogue à de l'eau s'échappa au moment de l'incision du cartiage thyroïde. L'opération à peine terminée, la malade tomba en syncope. Cet état est attribué non à l'opération, mais à la durée de l'anesthésie et à la quantité de chloroforme qui avait été respirée. Elle revint bientôt à elle-même, grâce à l'usage des moyens habituels. La plaie fut réunie avec des bandelettes de diachylon, et on donna à la malade une potion à la morphine. Le quatrième jour la suppuration commença, et dans la troisième semaine la plaie extérieure fut fermée. Pas de fièvre ; respiration très-facile ; la malade, éprouve seulement quelque dificulté dans la déglutition. De temps en temps des fragments d'aliments sont entrés dans le larynx et ont été rejetés par la toux à travers la plaie. A mesure que la guérison de la plaie faisait des progrès, la voix devint de plus en plus distincte ; mais il resta un peu de raucité, due sans doute à ce que l'union des lames du cartilage thyroïde se fit plus tard que la cicatrisation de la plaie extérieure, et à ce que la membrane muqueuse était congestionnée pendant la suppuration. En faisant, quatre semaines après l'opération, l'examen laryngoscopique, on ne put rien constater quant à l'état du larynx, car l'épiglotte était encore plus inclinée en arrière qu'avant l'opération. La cicatrice, en fixant le larynx aux téguments, rendait la déglutition pénible. Au commencement du mois de mars 1865, la voix s'était améliorée ; elle était devenue claire, mais elle était un peu grave par rapport à l'âge de la malade. Aujourd'hui, quelques mois après l'opération, il y a de nouveau de la raucité qu'il faut attribuer à un catarrhe aigu.

OBSERVATION XI.

Laryngotomie thyroïdienne. — Ablation de deux polypes. (Wiener med. Wochenschr. Feb. 1865.) Drs Ulrich et Lewin.

Traduction due à l'obligeance de M. Powel.

Jeune fille de 16 ans, ayant perdu la voix depuis quatre ans.

Examinée au laryngoscope, le Dr Lewin constate la présence de polypes sur la corde vocale inférieure gauche.

Le 8 octobre 1864, comme mesure préliminaire pour rendre la respiration libre, introduction d'une sonde en caoutchouc à travers le ligament crico-thyroïdien.

Le 31, le Dr Ulrich, assisté du Dr Lewin et de deux aides, endormit sa malade à l'aide du chloroforme. Il div'sa le cartilage thyroïde sur la ligne médiane. Les deux lames cartilagineuses étant tenues écartées avec des crochets mousses, il enleva la sonde en caoutchouc. Éclairant la cavité du larynx en projetant à travers la plaie la lumière d'une lampe à l'aide d'un miroir, il saisit avec des pinces les polypes et les coupa au moyen de ciseaux courbes.

Les polypes, au nombre de deux, siégeaient dans les ventricules laryngiens; leur insertion, peu étendue, avait lieu sur les cordes vocales inférieures. Ils ont été enlevés l'un après l'autre.

Après l'extirpation, on appliqua du caustique sur les points d'implantation.

La sonde fut remise à sa place primitive, et la plaie fut close par des bandelettes de diachylon.

Le troisième jour, la sonde fut ôtée et la malade respira librement par le larynx.

Le 23 novembre, la plaie était presque complétement cicatrisée. La solidité du larynx démontre que les moitiés divisées du cartilage thyroïde sont solidement réunies.

La voix est revenue après l'opération, mais le ton en est beaucoup plus grave.

OBSERVATION XII.

Aiguille dans le larynx. — Laryngotomie.
Blandin. Journal hebdomadaire de médecine, t. I. 1828.

Homme de 25 ans, avàlant une aiguille munie d'un gros fil. Des tràctions sont exercées infructueusement ; la respiration et la voix sont gênées ; le malade, dans une anxiété extrême, entre à l'hôpital Beaujon le 18 juin 1828.

Tout mouvement du pharynx est très-pénible ; la voix, presque éteinte, a acquis une raucité très-remarquable et tout à fait insolite ; une petite toux, revenant à intervalles rapprochés, présente tout à fait les caractères de celle qui accompagne la phthisie laryngée. Le malade porte continuellement la main vers la partie supérieure et gauche du larynx, et indique ce point comme le siége d'un sentiment douloureux très-pénible. Des tractions sur le fil sont de nouveau pratiquées inutilement. Dans un mouvement de déglutition le fil est entraîné dans le pharynx et ne peut être ramené au dehors.

Le diagnostic de la position de l'aiguille ne pouvant être fait exactement, Blandin se décide, après une consultation avec Marjolin, à attendre.

La gêne va en augmentant : le 21, pendant une quinte de toux, le fil est rejeté au dehors. En le tenant d'une main, Blandin peut acquérir avec le doigt la certitude que ce fil s'introduisait dans l'ouverture supérieure du larynx à gauche de l'épiglotte.

Des tractions ne donnent aucun résultat. La laryngotomie est décidée pour le lendemain. Avant de pratiquer l'opération, Blandin, à l'aide d'une sonde de Belloc, dans laquelle il fait passer le fil, essaye infructueusement de retirer l'aiguille ; il reconnaît ainsi que le tube de la sonde vient la toucher sous le repli aryténo-épiglottique à la partie supérieure du larynx.

Quelques ligatures sont nécessaires pour étancher le sang après l'incision des téguments pratiquée dans toute l'étendue du tiers moyen de la face trachéale du cou.

L'ongle de l'index de la main gauche est placé transversalement sur la membrane crico-thyroïdienne, puis celle-ci est ponctionnée et incisée dans la même direction, un sifflement se fait aussitôt entendre et avertit de la pénétration dans le canal aérien ; une sonde cannelée mousse et recourbée est portée par la petite plaie dans le larynx, et dirigée en haut, sa courbure placée antérieurement; elle sert à conduire un bistouri avec lequel le cartilage thyroïde est incisé sur la ligne médiane dans toute sa hauteur. Ce temps de l'opération excite une toux qui cessa immédiatement, et qui dut être attribuée au contact des instruments sur les lèvres extrêmement irritables de la glotte. Une pince à polypes est introduite à deux reprises différentes dans le larynx; elle détermine une gêne indicible et ne ramène pas l'aiguille. Blandin cesse toute tentative en faisant observer que le corps étranger pourra bien sortir spontanément. Pendant l'opération le fil avait été involontairement retiré de l'aiguille.

Quand le malade boit, le liquide sort en partie par la plaie pendant chaque effort de déglutition.

Le 23, une aiguille longue de 19 lignes, noircie et comme bronzée, est trouvée dans la compresse qui recouvre la plaie.

Le 24, la voix est moins voilée qu'avant l'opération, les boissons s'échappent au dehors moins abondamment.

Le 30, la plaie est rétrécie de plus de moitié, le malade ne souffre plus, les boissons ne sortent point par la plaie, mais la voix reste voilée.

Le 30 septembre, la plaie est complétement guérie, la voix a repris plus de force.

OBSERVATION XIII.

Papillomes du larynx. — Leur excision par la division simple du larynx. Guérison.

Balassa, de Pesth. Wiener medizinische Wochenschrift, novembre 1868.

Traduit in extenso par M. Spitzer, étudiant en médecine.

Joseph H..., 32 ans, garçon ramoneur, de Schwoyka en Bohême, se présente, le 5 novembre 1866, à la clinique chirurgicale, pour maux de gorge, dyspnée, enrouement et toux.

Il s'est enrhumé il y a quatre ans, a été alors pris de raucité de la voix, de difficulté de la respiration et d'accès de toux. La déglutition et les autres fonctions n'étaient pas troublées. Il avait la sensation d'un corps étranger mobile quand il voulait cracher.

Il fit d'abord peu attention à ce nouvel état, mais les accès augmentant il eut recours à un médecin. Le mal ne continue pas moins à s'accroître et il arrive à un tel point, produisant des accès de toux et d'asphyxie pendant la nuit, si intenses qu'il fut contraint de recourir à la clinique chirurgicale.

La respiration est difficile, la voix rauque. Pendant les inspirations profondes on entend un bruit tremblotant. De temps en temps il est pris de toux avec expectoration de crachats muqueux.

Au laryngoscope, on voit une tumeur arrondie de la grosseur d'une petite noisette venant de la partie antérieure droite de la cavité des ventricules, remplissant la glotte jusqu'à la moitié, attachée par une large base, d'une couleur tantôt bleuâtre, tantôt rouge, d'une surface mamelonnée comme une mûre. Cette tumeur était tremblotante pendant le passage du courant d'air.

Dans ce cas, la tumeur s'élevant dans la cavité du larynx en forme de globe, l'ablation par les voies naturelles, à l'aide de la galvano-cautérisation, semblait favorable. Il fallait d'abord émousser la sensibilité du larynx, afin que la corde vocale droite située à côté de la tumeur pût supporter le contact qui serait inévitable. Pendant un temps assez long, on introduisit alternativement chaque jour la sonde ou le bout du doigt. Ces contacts furent supportés tant qu'on n'arriva pas aux cordes vocales ; mais dès qu'on les touchait il se produisait une toux si violente, leur contraction était si énergique, que la possibilité d'embrasser la tumeur parut peu probable.

Malgré cela, nous essayâmes de placer autour de la tumeur un lacet de platine ; il fut constamment aplati par les contractions convulsives des cordes vocales avant qu'il n'eût embrassé la tumeur.

Le malade souffrait beaucoup ; sa patience était épuisée ; nous crûmes qu'il valait mieux entreprendre la division du larynx qui est sans danger et dont les succès positifs sont assurés.

L'ablation de la tumeur ne devant durer qu'un moment ; n'ayant rien à craindre ni pendant ni après l'opération pour la respiration, nous résolûmes (la première fois dans un cas pareil) de faire la division du larynx sans avoir préalablement pratiqué la trachéotomie.

Le succès justifia d'une manière éclatante notre supposition. La guérison fut très-rapide ; elle était complète huit jours après l'opération.

La ligne médiane du larynx étant complétement mise à nu, la paroi fut sectionnée à petits coups à l'aide d'un bistouri. Pour faciliter l'écartement des lames du cartilage thyroïde, une petite incision transversale fut pratiquée le long du bord inférieur de ce cartilage de droite à gauche.

Les bords de la division étant écartés avec des crochets mousses, on vit immédiatement l'épithéliome bleuâtre serré contre la corde vocale droite et tremblotant au passage du courant d'air.

La plaie, après l'ablation de la tumeur, était exactement au-dessus de la corde vocale ; son périmètre égalait celui d'un gros haricot; elle saignait peu.

Des sutures métalliques, des bandelettes de sparadrap furent employées pour réunir la plaie ; seulement, à l'angle inférieur, nous laissâmes libre une ouverture d'une ligne et demie, répondant à la plaie transversale du ligament conoïde. Cette plaie resta ouverte pendant les trente-six premières heures : c'était afin de voir s'il y aurait eu besoin de faire un passage à l'air. Rien de semblable n'arriva ; la guérison se fit en huit jours, et le malade quitta la Clinique avec une voix pure et sonore et avec une respiration libre.

Les recherches microscopiques confirmèrent le diagnostic.

OBSERVATION XIV.

Sarcôme du larynx. — Division du cartilage thyroïde pratiquée pour la seconde fois chez une même malade sans trachéotomie.

Balassa de Pesth. Wiener Medizinische Wochenschrift. 1868 nov.

Traduit in extenso par M. Spitzer, étudiant en médecine.

Fanny F....., qui fait le sujet de l'observation XXIV que nous donnons plus loin et qui avait été une première fois guérie d'une tumeur du larynx, suivit les conseils de M. Balassa ; elle reprit ses occupations et passa assez bien la première moitié de l'hiver qui suivit sa première opération; mais, à partir de ce moment, elle perdit la voix et éprouva de grandes difficultés pour respirer. Elle revint à la Clinique le 4 février 1868.

L'examen laryngoscopique nous montra une nouvelle production granuleuse à large base, d'une coloration bleue rougeâtre, sous l'angle des cordes vocales inférieures et provenant de la plaie antérieure de la trachée-artère.

Les mouvements des cordes vocales étaient très-lents et la cavité du larynx était partout d'une coloration rouge sombre. La malade était souvent prise de violents accès de toux avec asphyxie, surtout pendant la nuit. La voix manquait complétement. On fit plusieurs cautérisations pour atteindre la nouvelle production, mais ces tentatives n'eurent aucun succès. Le 30 février 1868, nous fîmes l'opération, cette fois sans trachéotomie, parce qu'elle compliquait le procédé opératoire, rendait la blessure plus considérable et paraissait inutile pour atteindre le but que nous nous proposions. La suite montra que notre pensée était juste ; il n'y eut aucune difficulté ultérieurement dans la respiration, même quand nous fermâmes complétement la plaie du larynx.

Nous pratiquâmes la division du larynx dans la cicatrice de la première opération par de petites incisions successives de dehors en dedans. Lorsque la paroi du larynx fut tout à fait divisée, nous fîmes deux incisions latérales dans le ligament conoïde, le long du bord inférieur du cartilage thyroïde pour favoriser l'écartement des deux lames. La nouvelle production fut enlevée en trois ou quatre petits morceaux avec des ciseaux, sans qu'il se produisît d'écoulement sanguin abondant ni de quintes de toux fatigantes.

La réunion que nous pratiquâmes différait de celle des cas précédents en ce que nous avions en plus, au moyen de sutures, rapproché les lames du cartilage thyroïde. Le traitement ultérieur ne présenta aucune difficulté.

Les fils furent enlevés le 7 juin, et la malade quitta l'hôpital le 23 du même mois, respirant librement et ayant recouvré sa voix.

Cette série d'observations nous fournit d'excellents résultats. Nous nous contenterons de faire remarquer ici que les lésions dues à l'opération sont relativement peu considérables ; puisque le cartilage thyroïde et la membrane crico-thyroïdienne seuls ont été intéressés.

La guérison a été complète dans tous les cas.

Pour la phonation, le premier fait, celui de Gilewski,

constate que la voix est devenue claire, mais qu'elle est un peu plus grave que ne le comporte l'âge de la malade.

Dans le cas d'Ulrich, la voix est revenue, mais le ton en est beaucoup plus grave.

Blandin dit que la voix est restée voilée, mais qu'elle reprend de la force. Dans les réflexions qu'il donne à la suite de son observation, il attribue ce phénomène à la lésion produite par la pointe de l'aiguille, d'autant plus, ajoute-t-il, que le malade accuse encore de la douleur dans le lieu qu'occupait le corps étranger.

Les deux observations de Balassa nous donnent pour la phonation l'intégrité absolue. Ces résultats sont d'autant plus remarquables que, dans un cas, le cartilage thyroïde était sectionné pour la deuxième fois.

D. *Section du cartilage thyroïde et des membranes thyro-hyoïdienne et crico-thyroïdienne.*

OBSERVATION XV.

Laryngotomie thyroïdienne par M. Kœberlé.
Extrait de la thèse de Swebel. Strasbourg, 1866.

Homme de 57 ans, affecté depuis sept à huit mois d'aphonie, puis de gêne de la respiration et de difficultés dans la déglutition. Pas d'antécédents syphilitiques.

Examiné en mai 1865 au laryngoscope par M. Aronssohn, d'une façon incomplète à cause de l'extrême sensibilité de l'arrière-bouche, il constata l'existence d'une lésion laryngée caractérisée par :

1° L'œdème des replis aryténo-épiglottiques et l'ulcération du bord libre de la corde vocale inférieure gauche ;

2° La corde vocale droite a disparu ; sa région est le siége d'un gonflement considérable, d'aspect condylomateux ;

3° L'ouverture glottique, irrégulière, déviée vers la gauche d'arrière en avant, est rétrécie, ses mouvements à l'inspiration et à l'expiration sont presque nuls.

Les accès de suffocation allèrent en augmentant. Asphyxie imminente ; aphonie complète.

Le malade ne put être chloroformé. Incision des parties molles sur la ligne médiane, de manière à mettre le cartilage thyroïde et la membrane crico-thyroïdienne bien à découvert. Ligature de deux veines. Ecoulement de sang complétement arrêté. La tète du malade est placée sur le côté droit dans une situation très-déclive.

M. Kœberlé introduisit alors rapidement la branche mousse de ciseaux ordinaires dans la membrane crico-thyroïdienne et fit la section du cartilage thyroïde sur sa crête saillante. Cette section, malgré l'ossification complète du cartilage qui existait chez ce malade, fut très-facile. Immédiatement les deux parties latérales du cartilage thyroïde furent écartées avec effort avec les doigts, de manière à entr'ouvrir largement le larynx et à prolonger par déchirure l'incision dans le sens des fibres longitudinales du ligament thyro-hyoïdien. La respiration se fit facilement. Les moitiés des cartilages étant écartées au moyen de pinces à crochets, on se servit d'une pince à pansement très-excavée à l'extrémité et tranchante sur le bord pour enlever la tumeur par fragments ; elle faisait saillie entre les lèvres de la plaie sous forme d'une tumeur de la grosseur d'une noix. La base de l'excroissance étant très-large, on n'aurait pu ni en lier le pédicule ni la sectionner du coup.

La tumeur principale occupait toute l'étendue de la corde vocale inférieure droite. Le cartilage thyroïde fut mis complétement à découvert à sa face interne par suite de l'ablation de la production morbide. La corde vocale inférieure du côté gauche offrait une érosion en deux endroits, autour desquels existaient également quelques petites végétations.

Introduction d'un fil de soie à travers un trou percé à l'angle supérieur du cartilage thyroïde de chaque côté. Le cartilage thyroïde était maintenu ouvert par un fil d'acier recourbé en fer à cheval.

Cautérisations le lendemain avec le nitrate acide de mercure. Nécrose partielle du thyroïde autour des fils, éliminée après trois semaines. Canule droite à demeure, dont l'extrémité interne effleurait la cavité laryngienne. Le malade respirait parfaitement par les voies naturelles. Sept mois après l'opération, l'opéré porte encore sa canule qui est toujours restée bouchée. Le malade a repris son état de serrurier, il respire librement, et, quoiqu'il soit resté aphone, il se fait très-bien comprendre en parlant à voix basse.

La section du cartilage thyroïde et des membranes hyo- et crico-thyroïdienne n'a été faite qu'une seule fois et encore M. Kœberlé a-t-il déchiré plutôt que coupé la membrane supérieure.

Le malade a guéri et respire librement. Il est resté aphone. Il était impossible qu'il en fût autrement, le cartilage thyroïde ayant été complétement mis à découvert à sa surface interne au niveau de la corde vocale inférieure droite, par suite de l'ablation de la production morbide. Les cautérisations avec le nitrate acide de mercure pratiquées sur la corde vocale inférieure gauche, auraient d'ailleurs grandement suffi pour donner un semblable résultat.

E. *Section du cartilage thyroïde des membranes thyro-hyoïdienne, crico-thyroïdienne et du cartilage cricoïde.*

OBSERVATION XVI.

Tumeur sarcomateuse du larynx. — Laryngotomie. — Rauchfuss.
St-Petersburger medicin. Zutschrif. III. 153 et VI. 43. — Archives de
Laugenbeck, V. 228 et VIII 544.
(Traduction due à l'obligeance de notre ancien collègue M. Thorens.)

Rauchfuss pratiqua la laryngotomie chez une femme à cause d'une tumeur papillaire sarcomateuse de la muqueuse laryngée amenant un rétrécissement considérable du larynx. Il fendit tout le larynx sur la ligne médiane, puis enleva la tumeur et la corde vocale inférieure droite. Pendant l'opération, il s'aperçut que la trachée était rétrécie par une altération analogue de sa muqueuse. Les tumeurs laryngées récidivèrent; la malade garda sa canule pendant dix mois et se porta bien. Trois fois, à plusieurs mois d'intervalle, survinrent des accès de suffocation, et, en regardant à travers la plaie, de même qu'en sondant la trachée, on put se convaincre que la muqueuse trachéale portait une tumeur rétrécissant considérablement la trachée à sa partie inférieure. A chaque fois, des injections d'une solution à 1/4 d'azotate d'argent amènent une amélioration notable. L'injection était suivie de douleurs atroces dans la poitrine, de toux violente, de crampes bronchiques, de sécrétion de mucosités en quantité très-considérable. Ces symptômes apaisés, la respiration devenait libre. De temps à autre une accumulation de mucosités dans la partie inférieure de la trachée gênait la respiration. Dans ce cas, il suffisait de l'écouvillonner avec une sonde élastique, ce que la malade faisait elle-même.

La canule dut rester en place, car la tumeur ne put être enlevée complétement, et elle repullulait avec une telle abondance qu'elle obstruait complétement la glotte. La malade vécut ainsi deux ans pendant lesquels elle respira par sa canule, et mourut de gangrène pulmonaire.

Peu après l'opération, il y avait eu des accès de toux pendant lesquels la malade rejeta par la canule des parcelles d'aliments. A l'autopsie, on trouva une communication entre les voies aériennes et digestives, au niveau de la partie moyenne de la trachée. Elle n'avait donc pas été provoquée par la pression de la canule, qui paraissait n'avoir influencé la muqueuse que d'une façon très-peu notable. Dans la bronche droite, on trouva un os de poulet, cause probable de la pneumonie. La trachée, au-dessous de la canule, était parsemée de traînées de tissu cicatriciel lui donnant l'aspect de dilatation en forme de diverticulum. Les saillies causées par ces traînées avaient été prises pendant la vie pour des bourgeons que l'on regardait comme la cause des accès de suffocation qui se montraient de temps à autre, et que l'on faisait disparaître pour quatre ou cinq mois au moyen d'une cautérisation au nitrate d'argent. La muqueuse trachéale était pâle, ne présentant aucune trace de bourgeons. Les accès de suffocation étaient sans doute amenés par un gonflement passager de la muqueuse, qui disparaissait sous l'influence du caustique. La perforation pouvait laisser passer une plume d'oie; elle se dirigeait obliquement en bas de l'œsophage, vers la trachée.

L'opération pratiquée par Rauchfuss avait exclusivement pour but de prolonger pendant quelque temps l'existence de sa malade. Il a fallu détruire une partie de l'appareil de la phonation pour enlever le sarcome. De plus, comme il se reproduisait rapidement, la malade a dû porter en permanence une canule dans la trachée ; elle a vécu ainsi pendant deux ans et a succombé à la suite de l'introduction, dans les voies aériennes, par une perforation de l'œsophage, d'un corps étranger qui amena une pneumonie.

F. *Section du cartilage thyroïde, des membranes cricothyroïdienne, trachéo-cricoïdienne, du cricoïde et des premiers anneaux de la trachée.*

OBSERVATION XVII.

Fragment d'os dans le larynx. — Trachéotomie puis laryngotomie.
Guérison. — Dr Berr.

Bourdillat. Gazette médicale, 1868. Extrait de Arzt. intell., 1860.

Le Dr Berr a raconté l'histoire d'un enfant de 6 ans, qui, au dire des parents, avait été pris cinq jours avant, à la suite d'un repas, de vomissements et de toux, puis il était survenu de l'oppression, de l'anorexie, de la perte des forces ; les accès de toux s'étaient multipliés et la respiration était devenue plus pénible. On ne sentit pas de corps étranger dans la gorge, le larynx paraissait seulement plus résistant dans son pourtour. Les vomitifs furent employés sans succès. Un accès de suffocation étant survenu, on pratiqua la trachéotomie sept jours après l'accident. Après l'opération, la respiration devint plus facile lorsqu'on eut introduit une canule double. Les recherches faites pour découvrir le corps étranger restèrent sans résultat. Le dix-neuvième jour seulement le médecin sentit dans le larynx, avec une sonde courbe introduite dans la plaie, un corps dur qui y était solidement et qu'on ne pouvait détacher sans produire des déchirures. Sept semaines plus tard, le corps n'était pas devenu plus mobile, et comme on craignait l'ulcération des cordes vocales, on se décida à inciser le larynx. Après l'opération, le médecin sentit avec son doigt une pointe du corps, et au moyen d'une pince il retira un fragment d'os macéré et de forme conique. La canule fut introduite de nouveau ; la nouvelle incision guérit en trois jours par première intention. La canule fut enlevée définitivement huit jours plus tard ; la plaie se cicatrisa rapidement, et, après six jours, l'air n'y passait plus. L'enfant jouit aujourd'hui de la meilleure santé et sa voix est revenue.

OBSERVATION XVIII.

Haricot dans les voies aériennes. — Laryngotomie.
Armstrong Britisch med. journ. 1862, p. 436.
Traduction due à l'obligeance de M. Powel, externe des hôpitaux.

Jeune garçon de 10 ans s'étant mis à courir ayant un haricot dans la bouche. Il l'avala et fut pris immédiatement de suffocation. Les accidents se calmèrent et il put boire et chanter. Le lendemain, 8 mars 1862, il fut pris d'une dyspnée très-intense, suffocation excessive ; yeux proéminents ; physionomie livide ; pouls faible et lent ; température froide. Section du cartilage thyroïde. Le corps étranger ne fut pas retiré malgré une violente quinte de toux qui le prit en ouvrant le larynx. Introduction d'une canule qui sortit pendant la nuit. Le lendemain, l'ouverture fut agrandie et s'étendit dans la trachée.

L'examen de la poitrine démontrait que très-peu d'air entrait dans le poumon droit et qu'il y avait un bruit particulier, sorte de sifflement au niveau de la bronche droite.

Le malade, après l'opération, respirait plus facilement.

A l'aide de pinces appropriées très-longues, le haricot fut enlevé par parcelles et une violente quinte de toux expulsa tout ce qui restait.

Aucun mauvais symptôme ne s'est montré ; la voix est revenue et après dix jours l'enfant était bien portant ; seulement la plaie n'était pas complétement cicatrisée.

OBSERVATION XIX.

Laryngotomie.

D^r B   New-York. (Archives de Langenbeck, VIII, p. 520.)

Homme de 25 ans. Petites granulations charnues partant de la paroi antérieure du larynx. Trachéotomie le 26 mars 1861 pour un abcès supposé du larynx. Le 13 août 1862, section du larynx par une incision faite sur la ligne médiane. Ablation d'une petite tumeur ayant l'aspect d'une masse de granulations développées sur l'ouverture donnant passage à la canule. Le malade porte encore la canule. Au laryngoscope on constate une diminution notable de la fente glottique.

OBSERVATION XX.

Laryngotomie thyroïdienne par le professeur Busch.
Thèse de Swebel. Strasbourg 1866.
Syphilis secondaire. — Albuminurie chronique. — Ulcérations de la corde vocale droite. — Polype de la trachée. — Menaces de suffocation.
Opération par l'extérieur.

Homme de 43 ans, d'une faible constitution. En 1853, syphilis se montrant avec des accidents de toutes les formes possibles.

En juillet 1862, inflammation des reins légère qui revient en 1863 avec des manifestations très-graves.

Accidents syphilitiques du côté du larynx. Accès de suffocation. Toux rauque et bruyante. Voix enrouée presque complétement éteinte.

De mars à mai, les accidents syphilitiques disparurent dans le larynx par les cautérisations répétées.

Le 6 mai. Au laryngoscope on put constater que le larynx est normal, mais pendant les fortes inspirations on voit surgir au-dessous de la glotte une masse charnue dont la base se trouve à la paroi postérieure de la trachée.

Les accidents de suffocation prirent une nouvelle intensité, et le 24 juin, le professeur Busch ouvrit la trachée. Quand on eut prolongé l'incision jusqu'à la membrane crico-thyroïdienne et qu'on eut écarté les bords de la plaie au moyen de crochets mousses, on se trouva en face du polype. La respiration devint libre; on posa une canule double ayant sur le haut une large

ouverture dans laquelle le polype tendait à s'introduire. Partant
de la plaie primitive le cartilage thyroïde fut fendu jusqu'au
milieu. Le polype fut enlevé par fragments et sa surface
d'implantation cautérisée. L'excroissance s'étendait jusqu'aux
cordes vocales inférieures. La muqueuse de la trachée resta gonflée, mais le passage de l'air était facile même quand la canule
était enlevée.

Pour obvier au rétrécissement du calibre de la trachée, on
plaça une canule à deux branches, l'une courte montant dans
le larynx jusqu'au-dessous des cordes vocales, l'autre plus longue
descendant dans la trachée.

On augmenta le diamètre de la canule. Les bourgeons charnus furent cautérisés. La voix est assez forte mais enrouée en raison du léger gonflement de la trachée. L'état général est très-
satisfaisant.

OBSERVATION XXI.

Tumeur cancéreuse du larynx. — Laryngotomie. — Dr Duncan Gibb. 1864.
Britisch medical journal, 1865.

Traduite in extenso par M. Powel, externe des hôpitaux.

Une demoiselle, âgée de 29 ans, fut amenée chez moi, le 16
mars 1864. Sa voix était altérée depuis deux ans avec aphonie
plus ou moins considérable. La respiration était gênée seulement
depuis deux mois. L'action de parler produisait de la douleur ;
la nuit elle avait des accès de toux avec grande envie de cracher
sans qu'il y eût jamais de résultat. Dequis cinq mois, l'aile
droite du cartilage thyroïde était gonflée, proéminente, indurée
et douloureuse. Depuis juillet 1863, elle avait dans la pomme
d'Adam la sensation que cette partie était tiraillée en haut. Sa
maladie était considérée comme purement nerveuse.

Le laryngoscope montra la présence d'un grand polype nais-
sant de la racine de l'épiglotte et recouvrant les cordes vocales,
Il y avait postérieurement un très-petit espace pour le passage
de l'air.

Malgré cela, la phonation était relativement bonne quoique
rauque.

Le 29 mars, avec l'anse de mon écraseur, j'ai réussi à couper
une petite portion molle de la tumeur, ce qui rendit la respiration beaucoup plus facile. Le 13 avril, l'opération devait être

faite, mais un violent accès de dyspnée nous força d'avoir recours à la trachéotomie qui fut pratiquée par le Dr Holthouse. Elle éprouva immédiatement un grand soulagement.

Le 20 avril, la santé générale étant bonne, on donna du chloroforme à la malade, et M. Holthouse prolongea en haut l'incision déjà faite pour la trachéotomie. Il divisa la pomme d'Adam sur la ligne médiane avec un scalpel et des ciseaux.

Les deux lames du thyroïde étant tenues écartées, j'introduisis l'index de la main gauche en haut dans le larynx, et j'enlevai le reste de la tumeur moitié avec l'ongle, moitié avec des ciseaux courbes.

L'écoulement du sang fut assez abondant, mais la canule placée dans la trachée nous a rendu un immense service en empêchant le liquide de pénétrer dans les voies respiratoires.

La plaie fut réunie avec deux ligatures métalliques.

Le 25 avril, elle quittait le lit, et quatorze jours après l'opération elle était bien portante, mangeant comme à l'ordinaire.

Le 10 mai, je trouvai au laryngoscope la surface du larynx rouge et les cordes vocales congestionnées.

Le 19. Elle sortait au jardin en pleine convalescence.

L'examen microscopique montra que la tumeur était de nature cancéreuse.

En juin 1864, le gonflement qui s'étendait sur l'aile droite du thyroïde suppura, mais fort peu de temps.

A la fin d'août, il y avait de la dysphagie et des douleurs de chaque côté du cou s'étendant jusqu'aux oreilles. La tuméfaction de l'aile droite du cartilage gagnait la racine de la langue.

La voix qui était revenue bien claire et sonore fut, à partir de ce moment, dure et rauque.

Le 1er octobre, le sens de l'odorat était entièrement perdu.

Au milieu de novembre, elle souffrait beaucoup de douleurs dans la tête et dans les oreilles; elle ne pouvait prendre aucune nourriture solide.

Le 17 novembre, je constatai une diminution de l'ouverture supérieure du larynx avec gonflement des cartilages aryténoïdes. L'épiglotte était tiraillée en arrière. Cependant elle n'avait pas maigri; elle souffrait moins et avalait plus facilement.

Dans les premiers jours de décembre, elle est devenue complétement aphone. L'air ne traverse le larynx qu'avec difficulté. L'induration et le gonflement s'étendent sur tout le côté droit du cou jusqu'au sternum. Le larynx se fermait de plus en plus et cependant, vers la fin du mois de décembre, elle pouvait articuler quelques mots dans un ton très-bas et très-voilé.

A partir de ce moment, la dysphagie fit des progrès incessants; elle ne pouvait avaler les liquides qu'avec beaucoup de peine.

Elle fut prise de bronchite avec toux opiniâtre vers la fin de janvier 1865. Non-seulement le larynx était oblitéré, mais aussi le pharynx; elle pouvait à peine avaler quelques gouttes de liquide.

Le 7 avril 1865 elle s'est éteinte, ayant survécu à l'opération presque une année. L'autopsie n'a pas été faite.

OBSERVATION XXII.

Tumeurs épithéliales dans le ventricule du larynx. — Ablation par la laryngotomie. — Guérison sans perte de la voix.

Balassa, de Pesth. Wiener medizinisch Wochenschrift, novembre 1868.

Traduit in extenso par M. Spitzer, étudiant en médecine.

Catherine O..., âgée de 44 ans, marchande à Éperges, a été traitée à la Clinique chirurgicale, du 23 juin au 24 juillet 1865, ayant la respiration pénible, avec aphonie.

Elle raconte qu'ayant chaud elle but de l'eau froide, et fut prise de mal de gorge avec dysphagie et enrouement. Quelques semaines après elle ne pouvait parler et respirait très-difficilement. La dysphagie céda bientôt, mais les autres symptômes subsistèrent. Plusieurs fois déjà antérieurement elle avait été prise de raucité de la voix sous l'influence de la même cause.

Il y a quelques années, souffrant de polypes du nez, elle a subi une opération qui l'a guérie de cette maladie.

La malade est bien portante et vigoureuse. Examinée au laryngoscope, la cavité du pharynx est considérablement gonflée, et d'une teinte rouge sombre. La muqueuse qui recouvre les cartilages arythénoïdes est si gonflée, que son niveau semble s'élever jusqu'au bord supérieur de l'épiglotte. Par suite, les cartilages arythénoïdes sont gênés dans leurs mouvements. L'épiglotte est normale. Les cordes vocales supérieures, renflées à la manière d'un cylindre, couvrent partout les cordes inférieures, de telle façon qu'on ne peut voir qu'un demi-centimètre de la partie postérieure de la corde vocale inférieure gauche.

Les ventricules du larynx sont bouchés ; à l'angle postérieur est une voussure lisse, brillante, pyramidale, dont la base située en bas est de 2 lignes et la hauteur de 3. Les mouvements des cordes vocales inférieures sont à peine visibles pendant les inspirations les plus profondes et pendant la phonation forcée. Entre les cordes vocales inférieures, on voit une fente d'un quart de centimètre de largeur, divisée en deux parties d'un demi-centimètre de longueur. Cette division est produite par cette petite voussure s'élevant d'arrière en avant, et que nous venons de décrire. La muqueuse du larynx est partout gonflée, et la cavité de cet organe est tellement remplie, surtout dans la direction de la corde inférieure gauche que, malgré les inspirations les plus profondes, l'écartement des cordes vocales inférieures a à peine 2 lignes de largeur.

La respiration est pénible ; la déglutition est plus difficile.

En présence de cet état de notre malade, nous nous proposâmes de diminuer d'abord le gonflement de la muqueuse du larynx, afin de pouvoir déterminer quel serait le moyen le plus favorable, pour enlever la nouvelle formation. Nous recommandons à la malade d'éviter toute cause de refroidissement ; de s'abstenir de parler, et chaque jour nous cautérisons le larynx avec la solution de lapis (20 gr. sur 1 drachme).

Après 10 jours, l'état de notre malade était considérablement amélioré ; elle respirait plus facilement ; ses nuits étaient bonnes ; sa voix revenait un peu. L'œdème de la muqueuse laryngée, le gonflement des cordes vocales supérieures, avaient considérablement diminué. Les cordes vocales inférieures, devenues plus visibles, étaient beaucoup plus mobiles. Ce succès eut pour résultat que la malade ne suivit plus nos conseils et ne parut plus à nos cliniques.

Les accès revinrent rapidement, et prirent un tel accroissement, que nous ne crûmes plus opportun de perdre de vue la malade, et de différer plus longtemps l'ablation des nouvelles productions. Elle entra à la Clinique le 24 juillet. Examinée au laryngoscope, nous constatons que le retrécissement a beaucoup augmenté dans toute son étendue, et que la cavité du larynx est complétement fermée.

La malade avait passé une nuit très-agitée, presque constamment hors du lit, luttant contre le danger d'asphyxie, qui revenait coup sur coup. Elle était dans un état tellement grave, qu'il ne nous restait pas à choisir. L'intérieur du larynx étant inaccessible, et la production nouvelle profondément située, l'ablation devant être prompte et sûre , nous n'avions qu'à procéder à la division complète du larynx.

La trachée fut d'abord ouverte, et une canule mise à demeure pour que la respiration s'effectuât librement pendant l'opération délicate que nous allions pratiquer dans la cavité du larynx.

L'incision de la peau qui existait déjà, fut prolongée en haut jusqu'au niveau de l'os hyoïde; successivement par de petites incisions, la ligne médiane du larynx fut mise à nu. Introduisant un bistouri boutonné légèrement recourbé, le tranchant dirigé en haut, immédiatement au-dessus de la canule placée dans la trachée, nous coupâmes en deux la paroi extérieure du larynx à l'union des deux lames du cartilage thyroïde, en imprimant à notre instrument de légers mouvements de scie. Si simple que paraisse ce procédé, il y eut cependant des difficultés assez considérables, à cause des glissements répétés du larynx provoqués par les quintes de toux. L'extrémité du bistouri, ne pouvait en effet toucher la muqueuse laryngée, sans provoquer une toux convulsive. De plus, le cartilage était ossifié, ce qui empêchait le bistouri d'avancer librement.

Les deux lames du thyroïde étant tenues écartées avec des crochets mousses, on aperçut plusieurs excroissances, en forme de grappes adhérentes dans la cavité du larynx. Elles furent extirpées avec de petits ciseaux courbes et des pinces à griffes très-fines. C'est à ce moment, que se présenta la grande difficulté de l'opération. Le larynx avait des mouvements violents à chaque accès de toux, et ces accès se reproduisaient toutes les fois que les ciseaux ou les pinces touchaient même très-légèrement la muqueuse laryngée. Il fallait détacher les excroissances avec la plus grande rapidité; en un mot, il fallait les escamoter de cette cavité si sensible.

Il y avait cinq de ces productions, deux plus grandes et trois plus petites. La plus grande qui paraissait dans le miroir et qui s'élevait entre les lèvres de la glotte, était de la grosseur d'un pois. Les autres étaient situées dans les ventricules; elles étaient toutes de couleur rouge sombre, d'une constitution analogue au sarcome. Examinées au microscope, le professeur Margo leur trouva la structure des épithéliomes.

La plaie au-dessus de la canule trachéale fut fermée par des points de suture, e recouverte par des bandelettes de sparadrap.

La respiration se faisant librement, la malade oublia rapidement les douleurs de l'opération. Dans les premiers jours, difficulté dans la déglutition,et pendant cet acte, les liquides pénétraient dans le larynx et après avoir glissé le long de la canule, produisaient de violents accès de toux.

En explorant, le lendemain, la cavité du larynx, nous vîmes avec surprise que les cartilages aryténoïdes juxtaposés s'étaient rapprochés de l'épiplotte. On ne pouvait voir la cavité laryngée, que pendant les efforts provoqués pour l'émission des sons. Les cordes vocales inférieures étaient en contact dans toute leur étendue.

La juxtaposition des cartilages aryténoïdes et leur rapprochement de l'épiplotte , s'explique par la division du thyroïde dont les bords postérieurs ont été portés en avant. La pénétration des liquides dans le larynx est la conséquence de la fermeture incomplète par l'épiplotte de l'orifice supérieur du larynx déformé.

Le sixième jour la malade était déjà presque constamment hors du lit. Elle nous surprit en employant instinctivement pour causer la méthode que nous lui aurions conseillée ; elle bouchait l'ouverture de sa canule.

En l'examinant au laryngoscope, nous trouvâmes la cavité du larynx très-favorablement modifiée. Nous vîmes les mouvements des cordes vocales au moment de l'inspiration et de l'expiration, et même nous aperçûmes la canule. La plaie avait un très-bon aspect, et jusqu'à son oblitération complète, la malade resta à l'hôpital des Juifs. Vingt et un jours après l'opération, nous vîmes que la déglutition des mets de toute sorte s'effectuait sans difficulté ; que la voix était pure et que la respiration se faisait librement alors même qu'on enlevait la canule et qu'on bouchait l'ouverture de la plaie. L'examen laryngoscopique à ce moment montre que la muqueuse aryténoïdienne gonflée, et les cordes vocales supérieures avaient presque tout à fait repris leur état normal. La glotte avait une largeur de 3 lignes dans toute son étendue; ses bords étaient très-mobiles, et les petites saillies granuleuses qui s'étaient formées dans le larynx après l'opération, au niveau de l'incision, n'existaient plus.

La canule fut complétement supprimée le 25 août. La plaie, entièrement fermée, la malade quitta l'hôpital avec pleine jouissance de la voix et de la respiration.

Depuis cette époque nous vîmes plusieurs fois la malade. Au

mois d'octobre 1865, nous trouvâmes au laryngoscope son larynx entièrement normal. La cicatrice de la plaie était linéaire. En un point il y avait une petite verrue vacillante de la grosseur d'une lentille. Elle disparut parfaitement à l'aide de quelques cautérisations avec la solution du lapis.

OBSERVATION XXIII.

Épithéliome du larynx. — Ablation par trachéotomie et division du larynx. Guérison.

Balassa de Pesth. Wiener Medizinisch Vochenschrift. Nov. 1868.

Traduit in extenso par M. Spiptzer, étudiant en médecine.

Marie D...., âgée de 19 ans, vint à la Clinique chirurgicale le 29 avril 1867, atteinte de mal de gorge et de difficultés dans la respiration.

Elle déclara qu'elle avait gagné ce mal il y a trois ans en couchant en plein air. Elle était à cette époque devenue enrouée et avait été prise de douleurs dans la gorge. Pendant longtemps elle ne s'inquiéta pas, mais l'augmentation de la raucité de sa voix et la difficulté qu'elle avait à respirer la contraignirent d'avoir recours au médecin.

A partir de ce temps, le mal changeait sans disparaître, et comme son état s'aggravait insensiblement, elle vint à la Clinique, nous déclarant qu'elle avait toujours joui d'une bonne santé, sauf quelques fièvres intermittentes.

Sa voix est très-voilée; elle est prise de fréquents accès de suffocation. L'épiglotte, au laryngoscope, nous paraît gonflée et d'une couleur rouge sombre. Les cordes vocales supérieures sont normales; les inférieures sont visibles dans leur totalité. La cavité du larynx est tapissée en bas de chaque côté par une production blanchâtre ayant un aspect granuleux dont les bords se touchent en avant presque complétement, tandis qu'en arrière ils s'écartent progressivement l'un de l'autre, laissant un espace libre suffisant pour le passage d'une fève. En l'explorant avec la sonde, cette production a de la consistance. Les cordes vocales inférieures se ferment tout à fait pendant la phonation, et la production anormale paraît aussi être mise en mouvement.

La respiration est sifflante.

La division du larynx, pour enlever cette tumeur, fut décidée, parce que la production était placée sur les parois du larynx avec une large base, et qu'elle était couchée exactement au-dessous des cordes vocales inférieures. On ne pouvait espérer l'enlever qu'en l'attaquant directement.

Avant de diviser le larynx, introduction d'une canule dans la trachée. Cette première opération était nécessaire, parce qu'il était facile de prévoir que l'opération serait longue, qu'il y aurait beaucoup de sang, et que les incisions larges pour enlever la tumeur pourraient facilement donner naissance à un gonflement inflammatoire considérable.

La division fut pratiquée, comme dans le cas précédent, le 30 avril 1867. L'ablation se fit de la même manière. L'opération fut pénible à cause de la fréquence et de la rapidité des mouvements de déglutition. La tumeur fut enlevée en cinq ou six morceaux de la grosseur d'une lentille à celle d'un pois. L'écoulement de sang, assez abondant, fut arrêté au moyen de petites éponges. La suture fut ensuite pratiquée.

Les petits morceaux de la tumeur ne purent être examinés au microscope; ils furent perdus par la négligence du domestique. Ils avaient l'aspect et la consistance du sarcome.

Le soir elle eut une fièvre peu intense. Une grande quantité ne mucus s'échappa à la suite de fréquents accès de toux. On l'enlevait soigneusement soit avec une barbe de plume, soit en retirant la canule interne. La première nuit fut agitée, mais à partir de ce moment les accès furent beaucoup moins intenses; il n'y eut plus de fièvre. La plaie extérieure se réunit par première intention. Le gonflement dans le larynx autour de la plaie, dû à l'ablation de la tumeur, ne disparut que peu à peu, et la canule trachéale ne put être enlevée qu'au milieu du troisième mois.

La respiration et la voix étaient alors à leur état normal. Le 17 juillet 1868 la malade quitta la Clinique. Au laryngoscope, on voyait à cette époque un reste de production nouvelle à la place de la cicatrice de la trachée-artère.

OBSERVATION XXIV.

Sarcome du larynx. — Division du cartilage thyroïde une première fois
avec trachéotomie. — Guérison.

Balassa, de Pesth. Wiener Medizinische wochenschrift. Nov. 1868.

Traduit in extenso par M. Spitzer, étudiant en médecine.

Fanny F..., âgée de 21 ans, domestique dans le comitat Néo-
grad, entre à la Clinique chirurgicale le 29 janvier 1867, menacée d'asphyxie et atteinte d'une aphonie complète. Elle déclare
qu'il y a deux ans et demi, à la suite d'un travail pénible, elle
s'est enrhumée, qu'elle a été prise d'une grande fièvre et que sa
voix est devenue rauque. Un traitement médical diminua le
mal, mais sa voix resta voilée et sa respiration difficile avec
douleurs à la partie supérieure du thorax.

A l'âge de 7 ans elle eut des abcès au cou et à la plante des
pieds; plus tard elle fut atteinte de fièvres intermittentes. La
menstruation a toujours été normale.

La malade est tout à fait aphone; sa respiration s'effectue par
des mouvements pénibles des muscles du thorax. La difficulté
de la respiration augmente pendant la nuit à tel point qu'elle
est obligée de rester éveillée et assise. De plus, elle a des accès
spasmodiques de toux pendant lesquels son visage, naturelle-
ment boursouflé, devient tout à fait livide. La percussion de la
poitrine donne un son plein et sonore. A l'auscultation, en bas
et en arrière du thorax, on trouve une crépitation rude avec
retentissement de la voix.

La muqueuse du pharynx est partout gonflée et injectée. Les
cordes vocales supérieures ainsi que les ventricules du larynx
apparaissent dans le miroir à l'état normal. Les cordes vocales
inférieures normales sont en contact dans presque toute leur
longueur. La cavité du larynx est remplie, au-dessous des cordes
vocales inférieures, par une production s'élevant d'avant en arrière, jaune blanchâtre, irrégulièrement rosée, rugueuse avec
des mamelons glanduleux. La glotte, pendant l'expiration, don
nerait à peine passage à un tuyau de plume. Pendant l'inspiration, la glotte est élargie plutôt par l'éloignement des cartilages aryténoïdes que par le rétraction des cordes vocales.

La malade est robuste et d'une constitution très-saine. La
production qui rétrécit la cavité du larynx présente une masse

confondue avec la muqueuse liée intimement aux cordes vocales
inférieures et empêchant les mouvements de leurs bords. Cette
circonstance que la tuméfaction se montre sous la forme d'une
masse aplatie avec une surface granuleuse rougeâtre et le mode
de formation nous font penser qu'elle est constituée par du tissu
fibro-plastique semblable au trachome.

Nous combattons d'abord l'infiltration des tissus par les cautérisations avec la solution de nitrate d'argent. Si nous n'arrivons pas au but, nous aurons recours à l'excision que nous ne
pourrons effectuer qu'après avoir divisé le larynx par suite de la
situation et de la constitution de cette production.

La dissolution de lapis (15 gr. sur 3 drac. d'eau) fut employée le 16 février. En même temps à l'extérieur compresses
d'eau froide. La nuit suivante fut mauvaise; les accès d'asphyxie
plus violents. Le matin, la cavité du larynx était moins rouge,
la respiration plus facile.

La cautérisation fut répétée les 18, 20, 22, 25 et 27 février.
La phonation revint un peu; la douleur diminua; les cordes
vocales inférieures étaient un peu plus mobiles.

Le 18 mars, nouvelles difficultés dans la respiration. Septième
cautérisation. Le 20 et le 28, nouvelles cautérisations avec
1 scrup. pour 3 dr.

Il était impossible d'attendre plus longtemps. Les cautérisations diminuaient l'inflammation consécutive de la muqueuse,
mais la production étrangère restait toujours dans le même état.
La difficulté dans la respiration augmentait; les accès d'asphyxie
pendant la nuit étaient plus fréquents.

L'opération fut exécutée le 25 mai après avoir pratiqué d'a-
bord la trachéotomie. La production fut enlevée en cinq parties
dont une de la grosseur d'un petit pois et les autres plus petites.

M. le Dr Laugh, professeur d'histologie et préparateur du
cours de physiologie, a bien voulu examiner au microscope les
fragments de la tumeur qu'on lui avait envoyés. Voici le résultat de son examen :

La partie qui avait le volume d'un pois était d'une consistance plus grande que les autres; sa coupe paraissait brillante
par places. Elle était constituée par du tissu cellulo-fibreux avec
fibres élastiques et des cellules de tissu conjonctif en grande
quantité. Ces cellules sont petites, granuleuses et aplaties contre
la limite filamenteuse et se logent dans la masse granuleuse

fondamentale. A la surface des différents fragments de la tumeur se trouvait une couche épithéliale constituée par des cellules lisses, régulières comme elles sont en général dans la cavité du larynx.

Le second fragment était composé de plusieurs fascicules de fibres enroulées plusieurs fois sur elles-mêmes et parsemées de petites cellules. Çà et là on apercevait des points granulo-graisseux et de grosses gouttes de graisse.

Le troisième fragment parut être une partie cartilagineuse du larynx avec sa muqueuse un peu hypertrophiée. On voyait des cellules cartilagineuses, des cellules graisseuses et puis le tissu de la muqueuse avec de nombreuses glandes remplies de mucus. Le tissu conjonctif entre les masses glandulaires est en quantité plus considérable que cela n'a lieu à l'état normal.

Cet examen prouve que la tumeur ne venait pas des cartilages, mais de la muqueuse. Elle paraissait une hyperplasie de la muqueuse, mais le fragment de la grosseur d'un pois était sarcomateux.

Chez notre jeune malade, vigoureusement constituée, survint après l'opération une réaction locale et générale très-accentuée. Tout d'abord une sécrétion abondante de mucus fut le phénomène le plus saillant. Ensuite survint une production énergique de végétations dans la plaie de la trachée.

La guérison de la plaie du larynx s'effectua sans aucune difficulté par la réunion rapide des deux bords.

Les végétations qui se développaient non-seulement en dehors, mais aussi en dedans, nous déterminèrent à laisser la canule plus longtemps dans la trachée à cause de la difficulté du passage de l'air. Nous cautérisâmes vivement les végétations. Pour cela nous glissions un porte-lapis fortement recourbé dans le canal de la plaie et nous le tournions plusieurs fois autour de son axe.

La canule fut ôtée au commencement de la sixième semaine. Quand la malade quitta l'établissement, à la fin de la clinique une végétation de la grosseur d'un pois s'élevait sur la trachée, artère.

La voix était sonore, la respiration libre. Nous l'engageâmes à se représenter à nous à l'automne suivant.

Parmi ces huit cas de laryngotomie comprenant la section du conduit respiratoire depuis le cartilage thyroïde jusqu'aux premiers anneaux de la trachée, il y en a deux où il s'agissait d'extraire des corps étrangers ; les six autres se rapportent à des tumeurs du larynx.

Dans les deux premières, celles de Berr et d'Amstrong, le corps étranger n'a pas été immédiatement découvert. Berr fait la trachéotomie inutilement ; il est obligé de pratiquer ensuite la section du cartilage thyroïde pour enlever le corps étranger. Armstrong fait l'inverse, il pratique inutilement la laryngotomie thyroïdienne et est ensuite forcé d'inciser la trachée afin de pouvoir arriver à l'aide de longues pinces, sur l'obstacle qui siége à la partie inférieure des premières voies respiratoires.

Ces deux opérations ont néanmoins été suivies de succès. La guérison a [été rapide et la phonation nullement altérée.

Des six observations se rapportant aux tumeurs du larynx, la première, celle de Buck, offre cette particularité que le malade portait une canule à demeure dans la trachée depuis treize mois. L'ablation de la tumeur fut facile après la section du larynx,.mais le malade fut obligé de garder sa canule qu'il avait encore sept mois après l'opération. Cette observation est en faveur du peu de gravité que présente l'opération en elle-même ; mais elle ne nous donne aucune indication sur l'état du larynx et, par suite, sur la phonation. La diminution de la fente glottique, constatée au laryngoscope, fait penser à un rétrécissement du larynx consécutif à la présence prolongée de la canule dans la trachée.

Dans le second fait, celui de Busch, le polype fut enlevé etsa surface d'implantation cautérisée. La respiration put d'abord suivre son cours normal ; mais il se produisit un rétrécissement de la trachée, et le malade porte une canule à deux branches pour maintenir libre le passage de l'air dans le larynx et la trachée. L'état général est bon ; la voix est assez forte, mais enrouée.

L'opération de Gibb a été faite pour une tumeur cancéreuse. Les suites immédiates ont été très-bonnes ; la malade respirait librement, la voix était claire et sonore ; mais l'infection cancéreuse fit des progrès rapides. Il y eut récidive sur place ; toutes les partics voisines furent bientôt envahies ; l'aphonie devint complète, et la mort eut lieu au milieu du douzième mois après l'opération.

Les trois observations de Balassa sont suivies du succès le plus absolu. La guérison a toujours été rapide, avec pleine jouissance de la respiration et de la phonation.

G.*Section du cartilage thyroïde des membranes thyro-hyoïdienne, crico-thyroïdienne, du cricoïde et des premiers anneaux de la trachée.*

OBSERVATION XXV.

Polype du larynx fixé au ligament inférieur gauche de la glotte.
Laryngotomie.
Ehrmann. Histoire des polypes du larynx. Strasbourg, 1850.

Femme de 33 ans. De 1840 à 1844, sa voix est passée de l'enrouement à la raucité, de la raucité à la disparition complète, sans douleur ni gêne dans l'exercice de la parole et dans la respiration.

Presque dès le début, bruit de soupape s'ouvrant et se fermant au moment des brusques inspirations et expirations. Pendant la déglutition, introduction fréquente de liquides dans le larynx. Toux intense, consécutive ; rejet à plusieurs reprises de portions de tissu analogue à la tumeur enlevée plus tard.

Le 15 mars 1844, subitement, grande difficulté à respirer ;

sensation d'un corps étranger obstruant le gosier. Calme par le repos; nouveaux paroxysmes à la suite d'un effort de toux, suffocation imminente.

M. Ehrmann divise les tissus de la partie antérieure et moyenne du cou dans une étendue de 5 centimètres à partir de l'espace crico-thyroïdien vers le sternum. Section de la membrane crico-thyroïdienne, du cartilage cricoïde et des deux premiers anneaux de la trachée. Introduction d'une canule.

La certitude de pouvoir attaquer plus tard le larynx pour extirper le polype fit remettre à un autre moment l'ablation du corps étranger. C'est à cette manière de faire que M. Ehrmann attribue en grande partie le succès de l'opération.

Quarante-huit heures après, la malade allant très-bien, le cartilage thyroïde fut sectionné sur la ligne médiane, la section pratiquée antérieurement se trouvant prolongée en haut jusque vers l'os hyoïde.

Les deux moitiés du larynx écartées, le polype fut excisé.

L'excision ayant porté directement sur la ligne médiane, les attaches antérieures des deux muscles thyro-aryténoïdiens ont été séparées sans que leur substance fût intéressée.

La canule, maintenue en place, fut ôtée le lendemain, et la respiration se fit par les voies naturelles.

Vingt-neuf jours après l'opération, les plaies étaient totalement cicatrisées; la santé générale ne laissait rien à désirer. L'aphonie seule persista.

Six mois après l'opération, elle succomba à une fièvre typhoïde. A l'autopsie, on trouva le larynx normal, à l'exception de sa surface interne. Le ligament inférieur gauche de la glotte, un peu raccourci, légèrement froncé, semble diminuer l'étendue du ventricule correspondant. Quelques petites granulations sont assises sur les replis qui existent à la muqueuse de la corde vocale gauche. Une granulation un peu plus grande, d'un aspect vésiculeux, occupe le point de jonction des deux ligaments inférieurs de la glotte. Ces granulations sont développées sur les surfaces entamées par l'instrument tranchant. Est-ce un commencement de retour de l'affection primitive?

OBSERVATION XXVI.

Opération de laryngotomie thyroïdienne par M. Gurdon Buck.

Verneuil. Traitement chirurgical des polypes du larynx. Gazette hebdomadaire, mars 1863.

Thèse de Swebel, 1866, Strasbourg.

Dame de 51 ans, d'une robuste constitution, éprouvant des symptômes d'obstruction du larynx. Grande dyspnée; aphonie. Elle consulte M. Buck, en avril 1851. L'examen par la bouche et le toucher n'apprend rien, mais les troubles fonctionnels font porter le diagnostic d'une tumeur siégeant dans le larynx, et dont la nature reste inconnue. Les accidents redoublent d'intensité; on se décide à opérer le 3 mai.

Incision longitudinale sur la ligne médiane, ouverture de la membrane crico-thyroïdienne, puis section, à l'aide de forts ciseaux, du cartilage thyroïde qui était ossifié, du cartilage cricoïde et des anneaux supérieurs de la trachée. Le larynx est rempli de végétations solides, d'apparence condylomateuse. On en extirpe une partie, mais l'ablation complète étant jugée impossible, on ajourne la fin de l'opération. Excision partielle des deux premiers anneaux de la trachée pour placer une canule à demeure. Grand soulagement.

Le lendemain seconde séance d'excision qui reste encore incomplète; cautérisation du reste de la tumeur avec le nitrate acide de mercure; il en résulte un gonflement considérable qui masque tout à fait la cavité du larynx. On se décide à attendre la guérison de la plaie pour agir de nouveau.

Le 20 septembre, seconde opération. On incise depuis l'ouverture trachéale occupée par la canule jusqu'à 1 pouce et demi du menton, divisant ainsi sur la ligne médiane les deux cartilages et les membranes jusqu'à l'os hyoïde, puis on prolonge d'un pouce en bas l'ouverture permanente de la trachée.

On enlève quelques portions de la tumeur, mais elle est trop étendue; on ne peut que désobstruer la glotte sans détruire la production en totalité.

Réunion partielle de la plaie. Canule remise en place. Cette cruelle opération est bien supportée. Elle ne provoque pas d'accidents sérieux, mais bientôt les accidents d'obstruction réparaissent; la canule se déplace à chaque instant. Pour prolonger

la v'e, on fait, le 7 janvier 1852, une troisième opération palliative, et qui consiste à inciser la trachée très-bas pour y placer
une canule. Celle-ci se déplace aussi au bout d'un certain temps.
Le 4 août, la malade retire le tube pour le faire changer. Un
accès de suffocation survient, l'instrument ne peut être replacé
assez vite, la mort résulte de ce retard.

OBSERVATION XXVII.

Tumeur cancéreuse du larynx. — Laryngotomie.
Dr Sands. New-York medical Journal, 1865.

Fille de 30 ans. Tumeur cancéreuse du volume d'une noisette,
partant du plancher du ventricule gauche. Opération le 28 février 1863. Incision des téguments sur une longueur de 5 pouces.
Une fois l'hémorrhagie arrêtée, ouverture de la trachée et introduction d'une canule ; puis section du larynx depuis la canule
jusqu'à l'os hyoïde. Toux, spasmes de la glotte. Il est très-difficile d'empêcher le sang de couler dans les poumons. La malade
vomit, et les matières des vomissements pénètrent dans la trachée. Écartement des deux moitiés du cartilage thyroïde au
moyen de forts crochets. Extirpation de la tumeur recouvrant
les cordes vocales supérieures et inférieures ; application du fer
rouge. Réunion de la plaie. Une canule à deux tubulures est
laissé à demeure.

Léger gonflement des parties molles ; appétit bon ; déglutition
facile. Le cinquième jour on enlève la canule. Quatre semaines
après l'opération, la malade quitte l'hôpital ; sa voix est assez
bien revenue. La bourse muqueuse située en avant de l'hyoïde,
qui avait été ouverte, laissa une fistule qui ne se ferma pas plus
tard.

La voix ne revint jamais normale, mais cependant elle reste
suffisamment forte. L'examen laryngoscopique, répété à plusieurs reprises, ne fit as preconnaître une récidive de la tumeur,
mais les mouvements des cordes vocales du côté malade étaient
bornés, et le ventricule gauche rempli de tissu cicatriciel. La
respiration et la déglutition étaient normales.

Morte vingt-deux mois après l'opération, dans la cachexie cancéreuse. A l'autopsie, cancer du rein gauche et des deux capsules
surrénales.

OBSERVATION XXVIII.

Opération de laryngotomie thyroïdienne, par M. le D^r Bœckel.
Swebel, thèse de Strasbourg, 1866.

Femme de 24 ans ayant commencé, il y a dix-huit mois, en niver 1862, à souffrir d'un enrouement chronique. Vers l'automne de 1863, dyspnée et cornage diminuan quand elle expulse de petits morceaux de chair.

Examinée au laryngoscope, on trouve l'épiglotte soulevée par une masse blanche mamelonnée remplissant toute l'ouverture supérieure du larynx. Avec le doigt profondément introduit dans la gorge, on trouve que la base est très-large et que la tumeur s'implante sur le repli aryténo-épiglottique gauche. La masse semble avoir le volume d'une noix.

Tentatives infructueuses d'ablation et de destruction de la tumeur par les voies naturelles.

L'opération est pratiquée le 11 août 1863. La malade est chloroformée. Incision sur la ligne médiane ; dissection ; ligature d'une veine ; incision du premier anneau de la trachée, du cartilage cricoïde et de la membrane crico-thyroïdienne. Entre les cordes vocales, une masse polypeuse fait hernie dans la trachée. On chloroforme la malade par la canule ; puis, sur une sonde cannelée, le cartilage thyroïde est fendu sur la ligne médiane, plus la moitié de la membrane thyro-hyoïdienne et de l'épiglotte. Des masses framboisées font aussitôt hernie ; elles sont arrachées. Deux anses de fil sont passées dans le cartilage thyroïde pour permettre un écartement facile le lendemain. Une grosse canule double est placée dans la trachée.

Le lendemain, le larynx étant ouvert, le reste des végétations est enlevé. La cavité du larynx est touchée avec un pinceau imbibé de nitrate acide de mercure. Interposition d'un gros tube de caoutchouc entre les bords du cartilage thyroïde.

Huit jours après l'opération, la malade parle d'une voix enrouée quand on rapproche les deux lames du thyroïde.

La plaie se ferme avec une grande rapidité ; la respiration se fait parfaitement. La voix est éteinte.

A la fin du mois de septembre, la respiration est libre, mais la voix est toujours presque éteinte par suite de la destruction partielle des cordes vocales.

Deux mois après l'opération, la malade est morte de pneumonie.

OBSERVATION XXIX.

Tumeur remplissant tout le larynx. — Laryngotomie.
Dr Gouley. New-York med. journ., 1865.

Petite fille de 6 ans, ayant une tumeur en forme de chou-fleur remplissant tout le larynx et implantée sur les cordes vocales inférieures.

Trachéotomie pour cause de suffocation ; puis, deux mois après, 26 février 1865, l'incision est prolongée en haut jusqu'à la base de l'épiglotte. Le larynx étant tenu ouvert, la tumeur fut enlevée avec des ciseaux et la plaie touchée avec le perchlorure de fer.

La canule fut enlevée trois semaines après l'opération. La guérison était complète au bout de cinq semaines : la plaie était complétement cicatrisée, la respiration normale. A cette époque, il y a encore de l'aphonie.

Les cinq observations qui forment ce groupe et dans lesquelles tout le larynx a été sectionné depuis l'os hyoïde jusqu'aux premiers anneaux de la trachée, se rapportent toutes à des tumeurs du larynx.

Dans la première, celle d'Ehrmann, la guérison fut rapide avec rétablissement complet de la respiration. Il y eut aphonie persistante. La malade succomba à une fièvre typhoïde six mois après l'opération.

L'observation de Buck montre une tumeur maligne du larynx qu'on ne peut détruire par deux opérations successives et qui se reproduit très-rapidement. La malade porte une canule à demeure dans la trachée. Pour la faire respirer, on est obligé un peu plus tard de faire la trachéotomie tout à fait en bas. La mort survint dans un accès de suffocation.

Ces opérations avaient été bien supportées et avaient

guéri rapidement. La vie de la malade avait été ainsi prolongée pendant plus de neuf mois.

Il n'y a pas lieu dans un cas semblable de se demander
ce que devint la phonation.

Dans le troisième fait, celui de Sands, il s'agit encore
d'une tumeur maligne du larynx. L'ablation fut faite et le
fer rouge fut appliqué sur les points d'implantation au niveau des cordes vocales.

La malade mourut vingt-deux mois après l'opération
dans la cachexie cancéreuse. La guérison avait été rapide,
mais la voix ne revint jamais normale, tout en restant cependant suffisamment forte.

Bœckel enleva les végétations en deux fois et cautérisa
les surfaces d'implantation avec le nitrate acide de mercure. La guérison fut rapide; la respiration devint normale, mais l'aphonie persista. La malade mourut de pneumonie deux mois après l'opération.

Dans l'observation de Gouley, l'enfant portait déjà dans
la trachée une canule depuis deux mois quand l'incision
fut prolongée en haut. La base de la tumeur implantée
sur les cordes vocales inférieures fut touchée avec le perchlorure de fer. La guérison était complète cinq semaines
après l'opération. La respiration était normale, mais l'a-
phonie persistait.

Considérations sur les sections du cartilage thyroïde.

Si nous considérons dans leur ensemble les vingt-neuf
observations précédentes dans lesquelles le cartilage thyroïde a été sectionné sur la ligne médiane, exclusivement
au point de vue des suites de l'opération en faisant abstraction des causes qui l'ont nécessitée, nous avons :

2 ca de mort, Marjolin et Debrou. (Nous avons noté que dans le premier, la mort ne peut être attribuée qu'aux accidents dus à la présence du corps étranger.)

27 cas de guérison.

Parmi ces cas de guérison, si nous recherchons quels ont été les résultats de l'opération, quant aux fonctions du larynx, nous trouvons, pour la fonction vitale, la respiration :

2 cas (Buck et Rauchfuss) dans lesquels l'air ne traverse plus le larynx.

4 cas (Buck, Busch, Kœberlé, Dolbeau), dans lesquels le cours normal de la respiration a été obtenu grâce à une canule à double courant.

21 cas où la respiration est revenue complétement normale.

Pour la phonation, nous avons :

2 cas (Buck et Rauchfuss), où toute communication à l'extérieur par la voix a disparu.

8 cas, (Buck, Busch, Kœberlé, Dolbeau, Brauers de Louvain, Ehrmann, Bœckel, Gouley), dans lesquels la phonation n'est pas revenue, les malades ne pouvant plus parler qu'à voix basse.

6 cas dans lesquels la phonation a été conservée après avoir subi des modifications.

Pelletan, voix avec raucité; Maisonneuve, voix avec un peu d'enrouement; Blandin, voix voilée; Gilewski, voix claire avec un peu de racuité pour l'âge de la malade ; Ulrich, voix avec ton plus grave ; Sands, voix non normale, mais suffisamment forte.

Et 11 cas où la phonation a repris son intégrité la plus absolue : Krishaber, Vital, Martin Coates, Balassa, Balassa, Beer, Amstrong, Balassa, Balassa, Gibb, Balassa.

Les résultats fournis par la section du cartilage thyroïde

répondent aux objections qui ont été faites à l'opération :

1° Dangers pour la vie à cause de la laryngite inévitable, de la périchondrite et de la carie ou de la nécrose du cartilage divisé ;

2° Lésion des cordes vocales et par suite aphonie ;

3° Ossification du cartilage qu'on ne peut pas déterminer à l'avance dans la majorité des cas, et qui rend l'opération très-difficile.

La première objection, le danger pour la vie, a été également faite contre la section du cricoïde. Ce danger, qui faisait dire à Trousseau qu'il fallait bien prendre garde de blesser ce cartilage dans l'opération de la trachéotomie, ne s'est pas montré dans nos observations au nombre de 13 fournies par Berr, Armstrong ; Buck 2 ; Busch, Gibb, Balassa 3 ; Ehrmann, Sands, Bœckel, Gouley. Cependant, dans ces opérations, le conduit respiratoire n'est pas ménagé, puisque la section du cricoïde est accompagnée de celle des premiers anneaux de la trachée, du thyroïde, des membranes qui unissent ces cartilages, et même dans les cinq derniers cas de la section de la membrane thyro-hyoïdienne.

On invoque aussi, pour démontrer la gravité toute spéciale de la section du cartilage cricoïde, ce qui se passe à la suite des fractures de ce cartilage. Dans le mémoire d'Hénocque que nous avons déjà cité, sur 52 cas de fractures du larynx, 19 où il y avait fracture du cricoïde ont été suivis de mort. Il nous semble juste dans ces cas d'expliquer la mort par la violence nécessaire à la fracture de ce cartilage qui, formant un anneau complet, offre une grande résistance. Il ne peut se briser que sous un effort considérable. Cet effort, dans la majorité des cas, détruit complétement le conduit respiratoire et amène une mort rapide. D'ailleurs, comme le fait avec raison remarquer l'auteur du mémoire, les fractures du cricoïde sont cliniquement difficiles à observer, et on conçoit que souvent certaines variétés auront dû passer inaperçues.

Le cartilage cricoïde ne doit pas être coupé, parce que sa structure ne permet pas l'écartement de ses deux moitiés après la section, et qu'alors on produit une lésion inutile, et, de plus, parce que, comme l'a avancé Krishaber, à propos des polypes du larynx : « Quels que soient le volume et le siége de la tumeur, celle-ci est toujours accessible par les procédés supérieurs ou inférieurs. » *Dict. enc.*, 2ᵉ série, p. 764.

En étudiant les différents groupes d'observations que nous avons admis, nous voyons que les résultats sont d'autant meilleurs que la section des parties a été moins considérable. C'est ainsi que la division du thyroïde seul, la division du thyroïde plus la membrane crico-thyroïdienne sont suivies de succès, à part le cas de Brauers de Louvain. Les résultats sont moins bons, quand on a en plus coupé la membrane thyro-hyoïdienne. Il faut donc, dans l'opération de la laryngotomie directe, éviter autant que possible la lésion des parties voisines du cartilage thyroïde.

La section sur la ligne médiane du cartilage thyroïde seul donne un écartement qui permet d'agir avec les instruments dans la cavité du larynx. Cet écartement peut être augmenté à volonté au moyen de l'incision transversale du ligament conoïde et de la membrane crico-thyroïdienne d'un seul côté ou des deux côtés à la fois.

La division de toutes les parties du larynx ne doit être pratiquée que quand la lésion pathologique occupe une étendue considérable et qu'il est impossible d'agir autrement.

La trachéotomie sera évitée, à moins d'indications spéciales.

Nous ne décrirons pas les différents procédés opératoires qui ont été mis en pratique dans les observations précédentes. Cette opération est facile. On n'a pas à craindre la blessure de vaisseaux importants. Avant d'entrer dans la cavité du larynx, il faut s'assurer que tout suintement sanguin est arrêté. D'après les dernières laryngotomies qui ont été pratiquées, d'après les recherches que nous avons faites sur le cadavre avec Krishaber, nous sommes autorisé à avancer que la section sur la ligne médiane de la muqueuse et des cordes vocales sera obtenue d'une façon plus certaine en incisant tout d'abord le cartilage thyroïde d'avant en arrière par petits coups successifs, sans pénétrer dans la cavité du larynx comme on l'a fait généralement jusqu'ici. On arrive ainsi sans difficulté, quand le cartilage n'est pas ossifié, jusqu'à la muqueuse qu'on divise de la même façon, ainsi que la partie antérieure des cordes vocales.

On évite, par ce procédé, ces violents accès de toux, ces mouvements brusques et saccadés du larynx que nous trouvons signalés dans les observations où on a sectionné le cartilage thyroïde de bas en haut avec un bistouri boutonné introduit dans le larynx, et dans celles à plus forte raison où on a introduit d'abord une sonde cannelée pour diriger le bistouri. L'emploi de la sonde cannelée qui, théoriquement et sur le cadavre donne de très-bons résultats en séparant les cordes vocales, doit être complétement rejeté. Les mouvements du larynx, inévitables quand on touche sa cavité, empêchent forcément d'agir avec précision, et cela suffit bien pour expliquer certains cas d'aphonie consécutifs à l'opération.

Dans le cas où il y a ossification du cartilage thyroïde, si elle est peu prononcée, elle n'empêchera pas de procéder comme nous l'indiquons; on pourra s'aider de forts ciseaux comme l'a fait Krishaber. Si l'ossification est complète, on suivra encore le même procédé en divisant le cartilage d'avant en arrière au moyen d'une petite scie courbe et fine. L'opération sera nécessairement plus longue; mais en procédant ainsi on agira avec précision, on n'aura pas ces esquilles inévitables quand on fracture le cartilage ossifié avec des cisailles, esquilles qui, dans ces cas, viennent encore ajouter à la lenteur de la cicatrisation déjà plus grande par le fait seul de l'ossification.

II. LARYNGOTOMIES INDIRECTES.

a. *Section horizontale de la membrane thyro-hyoïdienne :*

OBSERVATION XXX.

Tumeur polypiforme sus-épiglottique. — Laryngotomie sous-hyoïdienne.
Prat, Gazette des hôpitaux, 1859.

Le nommé M....., d'origine américaine, entra le 15 janvier à l'hôpital de Papetée, atteint de tubercules pulmonaires en voie de ramollissement. Gêne dans la déglutition, attribuée par le malade à des excroissances syphilitiques.

L'examen de l'arrière-bouche décèle un peu de rougeur dans la partie inférieure du pharynx et dans les piliers du voile du palais.

Le doigt introduit aussi profondément que possible fit reconnaître un tissu résistant et anormal qui paraissait tirer son origine de la base du larynx au niveau de l'épiglotte.

La difficulté de déglutition augmentant, la respiration s'étant embarrassée malgré le traitement, M. Prat songea à attaquer la production morbide par la cavité buccale. Toutes les tentatives furent inutiles.

M. Prat fit alors l'opération.

L'incision transversale longea à 2 ou 3 millimètres le bord inférieur de l'os hyoïde et arriva, couche par couche, jusque sur la membrane thyro-hyoïdienne qui fut divisée dans le même sens. On arriva alors sur l'épiglotte que l'on trouva notamment altérée. Son tissu était épaissi; sa surface était devenue rugueuse. Sur le côté gauche de cette surface, à quelques millimètres seulement de l'angle supérieur, s'élevait la tumeur. De ce point, la production morbide se dirigeait vers le sommet du pharynx ; son bord externe répondait à la paroi latérale du pharynx ; sa base était dirigée en arrière.

Saisie à l'aide d'une érigne, cette tumeur fut emportée avec des ciseaux courbes sur le plat. On lui reconnut alors une structure dense, compacte, fibreuse. L'instrument tranchant ne la divisait qu'avec peine.

Les bords de la plaie affrontés furent maintenus par trois points de suture. Il n'y eut aucun vaisseau à lier.

La déglutition s'exécuta avec facilité ; les accidents occasionnés par la tumeur se trouvaient conjurés : le résultat eût été sans contredit des plus satisfaisants sans la diathèse tuberculeuse qui minait depuis longtemps l'opéré et à laquelle il finit par succomber plus tard.

OBSERVATION XXXI.

Polypes du larynx. — Laryngotomie thyro-hyoïdienne.

Follin. Archives générales de médecine, février 1867.

Jeune homme de 21 ans entré à l'hôpital du Midi dans les premiers jours de février 1863. Début brusque de l'affection larygnée dont il se plaint quatre semaines avant. Depuis ce moment, accès nombreux de suffocation. Debout il ne peut pas respirer; dans la position horizontale il respire assez librement. Il ne peut peut plus produire de sons aigus.

On ne trouve rien d'anormal en examinant la bouche et en explorant la face antérieure de l'épiglotte avec le doigt.

Avec le laryngoscope on aperçoit de suite à la partie postérieure des cordes vocales une masse polypiforme composée de 6 à 8 lobules grisâtres et verdâtres, absolument analogues quant à la forme et à la coloration aux polypes muqueux, couleur vert d'eau, des fosses nosales. On distingue nettement les cordes vocales inférieures au-dessous et en avant de cette masse polypeuse qui recouvre seulement la moitié postérieure de la glotte, dont la moitié antérieure est nette et bien ouverte. Ces polypes sont isolés et mobiles, et cela explique facilement les phénomènes éprouvés par le malade. Ils s'insèrent sur la muqueuse qui recouvre la face antérieure et la base des cartilages aryténoïdes.

Nombreuses tentatives de destruction de cette masse polypeuse par les voies directes, rendues infructueuses par l'extrême sensibilité du malade.

Le siége des polypes, l'absence d'accidents permanents d'asphyxie, décidèrent le choix de la laryngotomie thyro-hyoïdienne.

Le 24 février l'opération est pratiquée. Pour éviter la section de la base de l'épiglotte, l'incision fut faite à 5 millimètres de distance du bord supérieur du cartilage thyroïde. La peau, le tissu cellulaire sous-cutané, les fibres les plus internes des muscles peauciers, les sterno-hyoïdiens et thyro-hyoïdiens sont successivement coupés.

L'incision a superficiellement une longueur de 7 centimètres; elle est d'autant moins grande qu'elle est plus profonde. Pas de ligature artérielle. Très petite quantité de sang veineux. Le coussinet cellulo-adipeux qui se trouve au-dessous de l'épiglotte est divisé, et d'un coup de ciseau la muqueuse laryngée étant incisée, la cavité du larynx est ouverte.

Cette incision qui passe sous la base de l'épiglotte conduit immédiatement sur les polypes.

Les parties molles superficielles sont écartées, et une dizaine de polypes de volume variable et dont quelques-uns sont plus gros qu'une noisette sont successivement et très-facilement enlevés par torsion et par quelques légers coups de ciseaux.

Pansement simple, tête du malade inclinée en avant.

Examinés au microscope, ces polypes étaient constitués par un tissu fibreux à mailles larges et remplies de sérosité. Une muqueuse recouverte d'épithélium vibratile les enveloppait.

Le lendemain, la respiration était normale ; la voix avait déjà gagné, et en examinant à l'aide d'une vive lumière solaire le larynx, on put s'assurer qu'il n'existait plus la moindre trace de polypes.

Le 16 mars, la cicatrice enlevée mesurait deux centimètres de largeur. Le malade quitte l'hôpital ; la cavité laryngienne est parfaitement libre ; la voix est très nette et le malade peut chanter d'un ton déjà assez élevé.

Un an après l'opération, Follin put constater l'état parfait du larynx.

Ces deux opérations de laryngotomie thyro-hyoïdienne, les seules qui aient été pratiquées jusqu'à ce jour, ont été faites dans des conditions bien différentes. Tandis que Prat n'avait qu'un diagnostic très-imparfait, Follin, au contraire, connaissait non-seulement la forme, le volume, l'étendue de la tumeur, mais il en avait déterminé la situation exacte ; il connaissait rigoureusement ses points d'insertion. Dans le cas de Prat, il était impossible à l'avance de savoir si la section de la membrane thyro-hyoïdienne serait suffisante. Follin était certain d'enlever ainsi toute la production morbide.

En tant qu'opération, Prat a eu un succès ; il a enlevé la tumeur, mais il n'a obtenu aucun résultat consécutif, le malade étant mort de l'affection générale à laquelle était due la production nouvelle contre laquelle il n'y avait pas lieu d'agir.

L'opération de Follin a été suivie du succès le plus absolu, la respiration et la phonation reprenant leur intégrité complète.

La laryngotomie thyro-hyoïdienne n'est pas grave. La guérison de la plaie chirurgicale est simple et rapide ; ces plaies sont en effet analogues à celles que l'on rencontre si fréquemment dans la même région, à la suite de tentatives de suicide et qui presque constamment guérissent facilement. Mais cette opération ne peut trouver son application que dans des cas très-limités. La voie qu'on s'ouvre ainsi dans la cavité du larynx est imparfaite. Il faut, comme dans le cas de Follin, que la tumeur siége à la partie postérieure de la cavité laryngée, et de plus, que ses points d'implantation ne soient pas au-dessous des cordes vocales supérieures. Il serait en effet très-difficile par cette opération, comme nous en avons acquis la certitude par des opérations répétées sur le cadavre avec Krishaber, d'enlever une tumeur située à la partie antérieure de la cavité. Le jeu des instruments est impossible. Si la nouvelle production se trouve au-dessous des cordes vocales supérieures, on ne peut penser à l'enlever par la simple section de la membrane thyro-hyoïdienne.

Prat et Follin n'ont pas pratiqué leurs opérations de la même façon. Le premier a suivi en tout les préceptes donnés par Malgaigne; il a fait l'incision de la membrane immédiatement au-dessous de l'os hyoïde. Follin a coupé la membrane juste au-dessus du cartilage thyroïde.

De ces deux manières d'opérer, la seconde nous semble bien préférable. On doit, en effet, sur le vivant, rencontrer de grandes difficultés pour attirer l'épiglotte à l'extérieur. On comprend difficilement que ce fibro-cartilage soit, comme le dit Malgaigne, projeté à l'extérieur par le courant d'air qui suivra la nouvelle voie. Il aura plutôt de la tendance à être projeté en arrière pendant les mouvements de déglutition provoqués nécessairement par l'opération. Prat n'a pas eu à vaincre cette difficulté, puisque la tumeur était placée sur le bord de l'épiglotte et qu'il put facilement la saisir.

Par le procédé de Follin, on n'a pas à se préoccuper de l'épiglotte. Toute la nouvelle voie qu'on s'est créée sert à l'introduction des instruments, et de plus, on s'approche ainsi davantage de la cavité propre du larynx.

b. *Section horizontale de la membrane crico-thyroïdienne.*

c. *Section horizontale de la membrane trachéo-cricoïdienne.*

OBSERVATION XXXII.

Corps étranger dans les voies aériennes. — Laryngotomie crico-thyroïdienne.
Guérison.

Ch. Bell. Extrait de The London Medical Gazette. Nov. 1829.

Traduction due à M. Powell, externe des hôpitaux.

Une enfant de 9 ans s'étant mise à rire alors qu'elle avait un noyau de prune dans la bouche, fut prise subitement des symptômes violents de suffocation, avec difficulté persistante dans la respiration.

Cathétérisme de l'œsophage, émétique. L'état reste le même. La respiration était sifflante, très-gênée et se faisait par saccades.

Incision des téguments sur une longueur de 3 centimètres et demi, le centre de l'incision correspondant au cartilage cricoïde. Les veines thyroïdiennes étaient très-gonflées, il était impossible d'éviter leur section. Elles ont saigné copieusement. Une petite artère fut aussi divisée. L'incision du larynx fut retardée de quelques instants.

La pointe du scalpel, enfoncée dans l'espace membraneux situé entre le cricoïde et le thyroïde, ne donna qu'un très-faible soulagement. L'écartement avec le bout du scalpel des bords de l'ouverture permit à une quantité notable de mucosités d'être rejetée au dehors, et la respiration devint un peu plus facile. Un stylet introduit dans la plaie, à travers la glotte jusque dans le pharynx, ne rencontra sur son passage aucun corps étranger.

Le stylet fut introduit en bas par la plaie jusque dans la trachée, avec toutes les précautions possibles pour éviter d'enfoncer plus bas le corps étranger, et ne donna aucune sensation particulière. A ce moment survint un acccès d'asphyxie qui exigea l'introduction dans la trachée d'une grande sonde en gomme élastique. Les symptômes d'asphyxie diminuèrent, et en retirant la bougie de nouveaux essais faits pour découvrir le noyau restèrent sans succès.

Dans une dernière exploration, après s'être assuré de nouveau que le corps étranger n'était pas dans les *sacculi laryngis,* en introduisant un doigt dans le pharynx et la sonde à travers la plaie jusqu'à sa rencontre, Bell sonda de nouveau la trachée et crut sentir quelque chose de rugueux. Il agrandit en bas l'incision de la membrane et, pliant un stylet pour lui donner la forme d'un petit crochet, il l'introduisit à travers la plaie dans la trachée, réussit à saisir le bord du noyau et le remonta assez pour qu'il pût le retirer avec de petites pinces à pansement.

C'était une moitié de noyau de prune qui, par sa face rugueuse et convexe, regardait la concavité du tube.

A partir de ce moment, l'enfant respira librement, et, vingt jours après l'accident, la plaie était complétement cicatrisée, la voix était normale, et l'enfant quittait l'hôpital complétement guérie.

OBSERVATION XXXIII.

Polype du larynx. — Laryngotomie crico-thyroïdienne.

Burow de Kœnigsberg, Deutsche Klinik, 1865. Archives de Langenbeck, VIII, 528.

Traduction due à l'obligeance de notre ancien collègue, M. Thorens.

Burow extirpa, chez un homme de 48 ans, un polype du larynx après avoir coupé la membrane crico-thyroïdienne. Le polype était inséré à la partie antérieure de la corde vocale droite sur une étendue d'environ 4 millimètres. Il pendait dans la cavité du larynx. La sensibilité du pharynx, très-développée chez ce malade, ne permit pas de tenter l'opération par les voies naturelles. Le 14 octobre 1864, Burow fendit la membrane crico-thyroïdienne, y introduisit une petite pince; puis, pénétrant avec l'index gauche dans la bouche par-dessus l'épiglotte, il chercha à écraser le polype, opération qu'il avait déjà faite avec succès chez une femme atteinte en outre d'un cancer de l'œsophage. Mais le doigt ne put atteindre la glotte. Éclairant alors le larynx par la plaie, l'extrémité du polype fut vue à une faible distance, il fut saisi avec un crochet; puis, avec de petits ciseaux recourbés, on coupa son pédicule à une demi ligne du bord de la corde vocale, comme on put s'en convaincre plus tard à l'examen laryngoscopique. Au bout de quinze jours, le reste du polype avait beaucoup diminué; la voix n'avait pas encore tout son timbre. Le malade ne garda ni le lit ni la chambre. Cinq jours après l'opération, la plaie était guérie.

Nous réunissons dans le même chapitre, les deux procédés de laryngotomie par section de la membrane crico-thyroïdienne et de la membrane trachéo-cricoïdienne. Ces deux opérations ont en effet des indications spéciales tout à fait analogues. Elles ne doivent être tentées que lorsqu'on aura une certitude absolue sur le siége et la nature de la tumeur ou du corps étranger qu'il faut enlever. Elles ont été jusqu'ici très-rarement appliquées; elles deviendront certainement plus fréquentes, car le laryngoscope fournit aujourd'hui des données qu'il était impossible d'avoir avant son emploi.

L'observation que nous donnons de C. Bell est très-remarquable par son résultat, mais il faut reconnaître que ce chirurgien a eu beaucoup de bonheur dans ce cas, et que la trachéotomie lui eût donné le même succès plus facilement.

Le fait de Burow est un exemple frappant des avantages que fournit l'examen par le miroir laryngoscopique dans le traitement des tumeurs du larynx. L'opération ainsi faite n'est pas grave et lorsqu'elle devra donner les mêmes résultats, elle sera toujours préférée à celle qui, intéressant les cartilages, produit nécessairement une lésion plus considérable.

Si, dans certains cas, par la section de la membrane trachéo-cricoïdienne, on pouvait se créer un accès suffisant, il faudrait choisir ce procédé de préférence au précédent.

C'est en effet la façon la plus simple d'ouvrir les voies aériennes. Nous ne pouvons qu'établir la possibilité de cette opération ; nos recherches ne nous ont fourni aucune indication sur sa pratique. Peut-être pourrions-nous rattacher à ce procédé opératoire le fait signalé par Raw dans lequel un petit os fut ôté de la trachée après une incision transversale, mais l'observation est très-incomplète, et d'ailleurs à cette époque c'était la seule manière d'ouvrir les voies aériennes, puisque la section des cartilages était regardée comme trop dangereuse.

L'opération de Vicq d'Azir a été pratiquée un plus grand nombre de fois pour remplacer la trachéotomie dans les cas d'affection du larynx amenant l'asphyxie. Ainsi, Roux l'a faite trois fois. Dans un cas, il perdit son malade, étouffé par l'introduction dans la trachée du sang venant en abondance de l'artère crico-thyroïdienne coupée. Une seconde fois, il ne conjura le même accident qu'en aspirant le sang à l'aide d'une sonde introduite dans la trachée. Son troisième fait est un succès sans aucun inconvénient.

Arnott a aussi employé deux fois ce procédé. La première, c'était pour un malade qui asphyxiait après avoir avalé de l'acide nitrique. Il enleva un segment de la membrane crico-thyroïdienne et lia les deux bouts de l'artère qui donnait beaucoup de sang. Le malade mourut vingt-deux heures après l'opération. La seconde fois, c'était pour un malade qui avait des ulcères et des abcès dans le larynx. La mort survint neuf heures après l'opération.

Dans des cas semblables, la trachéotomie est préférable; d'ailleurs, on n'emploierait plus aujourd'hui, quand il s'agit de faire respirer un malade qui asphyxie, cette méthode que Lenoir, dans sa thèse de concours sur la bronchotomie, a jugée à sa juste valeur lorsqu'il dit : « elle doit son exclusion de la pratique au seul reproche qu'elle mérite de ne pouvoir donner une ouverture permettant l'introduction d'une canule assez grosse pour remplacer la glotte dans les cas de suffocation. »

d. *Section du cricoïde et des premiers anneaux de la trachée.*

Nous ne voulons que mentionner cette opération, et si nous en parlons, c'est exclusivement pour la rejeter. Inventée par Boyer qui la désigna sous le nom de laryngo-trachéotomie, elle se rapproche beaucoup plus de la trachétomie que de la laryngotomie. Boyer, Pelletan, Corbet, Bouteiller, etc., l'ont pratiquée pour des corps étrangers des voies aériennes. Aujourd'hui cette opération est abandonnée : ce n'est qu'involontairement, en faisant la trachéotomie qu'il arrive quelquefois que le cartilage cricoïde est coupé. Cette section du cricoïde n'a aucun avantage, car l'anneau complet formé par ce cartilage ne permet qu'un écartement très-difficile et très-restreint des deux moitiés, après leur division sur la partie antérieure. Elle augmente sans aucun avantage les lésions dé l'opération de la trachéotomie; cette dernière doit donc lui être préférée.

CONSIDÉRATIONS GÉNÉRALES

Avant de poser les conclusions qui résultent de l'étude des faits que nous avons recueillis, nous croyons devoir entrer dans quelques considérations générales concernant les indications des différentes espèces de laryngotomie.

Dans toutes nos observations, c'est toujours, à part celle de M. Dolbeau, pour des tumeurs ou pour des corps étrangers que l'opération a été faite.

Nous avons signalé quelques cas de fractures graves du larynx suivies de guérison après la bronchotomie, mias accompagnées de rétrécissement du conduit laryngien. Il est très-difficile, lorsque les cartilages sont brisés, de tracer à l'avance la conduite à tenir. Il faut faire respirer le malade. La trachéotomie paraît immédiatement indiquée ; aussi est-ce à cette opération que l'on a généralement eu recours jusqu'à présent. Les résultats qu'elle a fournis ont été relativement bons ; Hénocque (*loc. cit.*) rapporte une statistique de Hunt dans laquelle, sur 27 cas de fracture, il y a eu 10 guérisons, et parmi ces 10 guérisons, la broncho-tomie pratiquée huit fois en a donné six. Deux cas sont douteux et deux morts sont notées. Ces succès, après la trachéo-tomie, ont toujours été suivis de rétrécissement du larynx.

Tout en tenant compte des indications spéciales que peut présenter chaque cas de ces fractures lorsque l'opération est nécessitée par la gravité des lésions produites, il nous semble que la laryngotomie thyroïdienne devra souvent trouver son application. Par cette opération, on arrivera immédiatement à faire respirer le malade comme avec la trachéotomie ; de plus, on pourra remettre les fragments en place, et enlever ceux qui seront complétement détachés. Grâce à cette opération et comme dans le cas de M. Dolbeau, on pourra surveiller la cavité du larynx et arriver soit directement, soit au moyen d'un appareil prothétique, à maintenir les fragments en place et empêcher le rétrécissement consécutif qui est noté dans toutes les fractures graves où l'on a fait la trachéotomie. Il est vrai qu'en agissant ainsi, on vient augmenter la lésion qui existe déjà ; mais, lorsqu'on pratique la trachéotomie, ne produit-on pas une lésion nouvelle ? Il nous semble qu'au point de vue de la gravité de l'opération, il n'y aurait pas désavantage à agir comme nous l'indiquons, et nous sommes conduit à cette manière de voir par l'étude de plusieurs des faits que nous avons rapportés, dans lesquels la guérison a été obtenue, malgré de véritables mutilations qu'on avait fait subir au cartilage thyroïde.

La laryngotomie trouve-t-elle des indications dans d'autres états pathologiques du larynx?

Des phénomènes graves du côté du larynx peuvent se produire dans certaines maladies telles que la rougeole, la scarlatine, la variole, la fièvre typhoïde, la morve, la syphilis, etc. On a alors ces laryngites symptomatiques ou secondaires avec ulcérations, œdème, abcès de la muqueuse et quelquefois avec carie et nécrose des cartilages. Les accidents qu'elles déterminent peuvent être distingués en immédiats et consécutifs. Contre les premiers, la trachéotomie est pratiquée d'urgence ; il s'agit de faire respirer un malade très-affaibli par l'affection primitive qui a donné la complication du côté du larynx. Quelquefois on parvient ainsi à sauver les malades. Charcot a trouvé 7 cas de guérison sur 19 trachéotomies pratiquées dans ces conditions en Allemagne. Or qu'arrive-t-il dans ces cas? Le larynx ne peut plus fournir un libre passage à l'air; les malades sont obligés d'avoir en permanence une canule dans la trachée. Trousseau a observé deux de ces faits ; les auteurs de l'article pathologie médicale du larynx (*dictionnaire encyclopédique*, 2ᵉ série, p. 644,) en ont aussi observé deux exemples.

Nous avons déjà longuement insisté à propos de notre première observation sur les mauvaises conditions dans lesquelles se trouvent ces malades. N'y aurait-il pas lieu d'agir dans quelques-uns de ces cas? On devra toujours tenter soit la dilatation directement comme dans le cas que nous avons rapporté de Langenbeck ; soit la dilatation après incision répétées à l'aide du lithotome, comme l'a fait Delore avec succès pour un rétrécissement syphilitique de la glotte qui avait nécessité la trachéotomie (*Ann. Soc. sc. Méd. Lyon*, 1864). Mais certainement on se trouvera souvent en présence de faits se rapprochant beaucoup de celui que nous avons relaté (obs. I). On devra donc par une opération analogue à celle que nous avons décrite rendre au malade, sinon l'intégrité de son larynx, du moins la possibilité de respirer et de parler soit directement, soit à l'aide d'un appareil prothétique.

Nous ne nous dissimulons pas la gravité de toutes ces questions ; mais nous exprimons une conviction sincère en disant : la laryngotomie thyroïdienne aidée des moyens de prothèse que la science possède, doit diminuer le nombre de ces infirmités qui attaquent l'individu non-seulement dans son existence, mais aussi dans sa vie de relation.

La laryngotomie trouve ses indications beaucoup plus fréquemment dans les cas de tumeurs ou de corps étrangers du larynx. Nous ne ferons que mentionner les kystes, les calculs de cet organe, affections très-rares et dont on connaît à peine quelques exemples. Leur traitement, d'ailleurs, rentre complétement dans celui des tumeurs et des corps étrangers.

D'une façon générale, qu'il s'agisse de l'un ou de l'autre de ces cas, l'indication du choix et du mode opératoire dépend d'un diagnostic exact. Nous devons tout d'abord faire une remarque importante. Les tumeurs et les corps étrangers des voies aériennes se comportent différemment et ne peuvent être complétement assimilés. Pour les premières, il y a à tenir compte de leur mode de développement, de leur stucture, de leur forme, de leur genre d'implantation. Pour les seconds il n'y a que le siége à connaître, leur nature étant en général fournie par les renseignements. Dans quelques cas il arrive cependant que l'état du corps étranger ne peut être connu, soit que le malade n'ait pas eu connaissance de son introduction (Vital, obs. vii) soit qu'il n'ait pu en avoir conscience, l'obstacle à la respiration n'étant pas venu de l'extérieur. Le corps étranger peut en effet venir du poumon, se développer sur place dans les voies aériennes ou être introduit par une perforation du conduit laryngo-trachéal. Guyon, dans son excellent article sur les corps étrangers du larynx et des voies aériennes (*Dict. encyc.*, 2ᵉ série, p. 704) a réuni quelques-uns de ces faits qui semblent bien extraordinaires, surtout ceux qui se rapportent aux corps étrangers venus du poumon. Ce sont en effet des tentes de charpie employées au pansement de plaies pénétrantes de poitrine qui ont été expectorées trois mois et six mois après l'accident (Fabrice de Hilden et Tulpius) ; un fragment de côte d'assez bonne grosseur et d'une longueur de plus de trois doigts expectoré trois ou quatre mois après un coup de feu à la poitrine (Pigray).

Ces faits sont d'ailleurs fort rares et tout à fait exceptionnels, et surtout si on pense à la fréquence de l'introduction dans les voies aériennes de corps étrangers venus de l'extérieur.

Les phénomènes produits par une tumeur ou un corps étranger situé dans le larynx ont des caractères différents. La première a en effet un début, une marche graduelle plus ou moins rapide. La vie n'est pas immédiatement menacée. Les symptômes du côté du larynx sont de ceux que généralement le malades ne négligent pas. Dans ces cas, on peut étudier les progrès de la maladie, on peut établir un diagnostic précis.

Pour les corps étrangers, habituellement, il n'en est plus de même. Le médecin se trouve en présence de symptômes urgents ; l'examen est beaucoup plus difficile, souvent complétement impossible. Si le malade est sous le coup d'une asphyxie imminente, toute exploration de la cavité du larynx est impossible ; la conduite à tenir est alors déterminée d'après les signes que peut fournir l'auscultation du cou et de la poitrine, le siége de la douleur ordinairement indiqué par le malade. Ces signes seront très-imparfaits dans la plupart des cas, et alors la trachéotomie devra être pratiquée d'urgence pour faire respirer le malade. On aura d'autant plus raison d'agir ainsi quand on ne connaît pas le siége exact du corps étranger, que la fréquence de ce dernier dans la trachée est beaucoup plus grande que dans le larynx. Bourdillat, dans un mémoire publié dans la *Gazette médicale*, 1868, note que, sur 166 faits où le siége du corps étranger a été déterminé, 35 fois seulement il était dans le larynx. Plus tard, le malade respirant librement, si le corps étranger n'a pas été expulsé, on pourra déterminer exactement son siége ; et s'il est dans le larynx l'enlever directement soit par la bouche, soit à l'aide du cathétérisme pratiqué de bas en haut par la plaie. Ces procédés peuvent échouer ; on pratiquera alors la laryngotomie, de façon à arriver sur l'obstacle directement en produisant le moins de lésions possible. Une erreur encore assez fréquente doit fixer l'attention. Il faut se garder d'accepter sans examen ce fait que le corps étranger a dû être avalé pendant l'opération, puisqu'on ne le trouve pas après. Nous croyons devoir donner ici l'observation d'un de ces cas très-remarquables que nous trouvons dans la *Revue médicale* de 1851.

OBSERVATION XXXIV.

« Un enfant de 2 ans, en mangeant des cerises dont il avalait les noyaux, est pris de quintes de toux violente et d'accès de suffocation inquiétants. Le Dʳ Corbet, trouvant l'enfant dans une asphysie imminente, pratique immédiatement la laryngo-trachéotomie de Boyer. L'anxiété se dissipe; l'enfant est sauvé. Une exploration attentive ne parvient point à déceler la présence du corps étranger. On pense que le noyau a passé dans le pharynx et a ensuite été avalé. Les accidents ont complétement disparu ; on enlève la canule; la plaie se cicatrise. Quinze jours se passent pendant lesquels l'enfant n'éprouve rien d'insolite du côté de l'appareil respiratoire et se porte du reste à merveille. La fistule aérienne est entièrement fermée, et la plaie extérieure presque guérie. Corbet est rappelé précipitamment ; l'enfant était à l'agonie. Une nouvelle opération est tentée ; la plaie est de nouveau ouverte dans toute son étendue; une sonde de femme est introduite dans la trachée. La respiration se rétablit un instant. Le larynx et la trachée sont implorés dans tous les sens. L'index de la main gauche, introduit dans la bouche, fut porté assez profondément pour rencontrer l'extrémité de l'index droit, engagé dans le larynx à travers la plaie. On ne découvre point le corps étranger. De nouveaux accès de suffocation surviennent, et l'enfant meurt dans une de ces crises. A l'autopsie, on trouva le noyau de cerise dans le larynx. Le ventricule droit était creusé d'une arrière-cavité, formée par ulcération et moulée sur le corps étranger. Le cartilage thyroïde était en partie ulcéré au niveau de la cavité. »

La laryngotomie thyroïdienne pratiquée la première fois à la place de la trachéotomie aurait certainement sauvé le malade. Mais l'opération, telle qu'elle avait été faite primitivement, si on n'avait pas admis le passage du noyau dans le pharynx, mettait à même de constater si la cavité du larynx était libre. Dans un cas semblable on devrait assurément aujourd'hui, quoique l'examen soit difficile chez l'enfant, acquérir avec le laryngoscope la certitude que le corps étranger se trouve dans la cavité laryngée, ou bien si cet examen était impossible, s'assurer par le cathétérisme pratiqué de bas en haut de l'état du larynx.

Dans ces cas où l'asphyxie est menaçante, il faut tenir grand compte des renseignements fournis sur la nature du corps étranger. Il faut toujours avoir présents à l'esprit les faits d'Habicot, de Desault, de Pelletan et plus récemment celui signalé par Demarquay, dans lesquels la trachéotomie a été pratiquée alors que le corps étranger siégeait dans le pharynx. L'exploration avec le doigt, le cathétérisme de l'œsophage permettront d'enlever l'obstacle et éviteront de pratiquer une opération complétement inutile, surtout si la trachéotomie était faite au-dessus de l'obstacle siégeant plus bas dans l'œsophage. Les accidents d'asphyxie causés par la compression du conduit respiratoire due à des corps étrangers de l'œsophage ne sont pas rares ; Hévin, dans son précis d'observations (*Mém. Ac. royale de chirurgie*, t. I, p. 332) rapporte 9 cas de mort survenue dans ces conditions et observés par Ledran, Fabrice de Hilden, Beckerus, Vierus, Puzos, Sueton et Schenkius, Rhodius et Varinus.

Les accidents ne sont pas toujours aussi graves que nous venons de le dire. Les corps étrangers peuvent être bien tolérés dans les voies aériennes. Quelquefois on ne constate qu'un peu de gêne ; quelquefois on a lieu de douter de l'existence d'un obstacle au passage de l'air. Le plus souvent ce sont des alternatives de calme absolu et d'accidents effrayants que l'on observe.

Dans ces cas, au point de vue du diagnostic, on est en présence de conditions ayant beaucoup d'analogie avec celles qu'offrent les tumeurs. On cherchera tout d'abord si l'auscultation fournit quelques signes, on examinera la région du cou. Lamartinière put ainsi reconnaître la pointe d'une épingle qui traversait la trachée d'un enfant et l'enlever facilement (*Mém. Ac. royale de chirurgie*, 1819). On pratiquera ensuite *de visu*, et avec le doigt l'examen du pharynx. Dupuytren put ainsi reconnaître la présence d'une arête de poisson fixée sous l'épiglotte et l'enlever avec une pince. Pour certaines tumeurs, ce simple examen a permis souvent de les reconnaître et ensuite de les enlever. Il a été employé avec succès par Roderik, Middeldorpf, Green, lat, Giraldès et autres (*Dict. Enc.*, p. 765, 2ᵉ série).

Mais les résultats fournis par ce premier examen direct sont relativement très-rares ; il faut explorer la cavité du larynx.

Assurément, on peut rencontrer de grandes difficultés pour l'application du miroir, pour la projection de la lumière ; de plus, on peut avoir affaire à un malade présentant une intolérance absolue. Quand il s'agit d'une tumeur du larynx à son début, on pourra toujours, à part quelques rares exemples, arriver, par le simple fait d'essais réitérés et patients, à la voir ; par l'habitude on établira la tolérance (Krishaber, *loc. cit.*, p. 496). Pour les corps étrangers la difficulté est la même ; de plus, c'est souvent chez les enfants que se rencontre cet accident. Guyon, (*loc. cit.*), rapporte que, sur 114 cas où l'âge a été noté, 66 fois les malades avaient moins de 12 ans. Or l'examen est d'autant plus difficile que l'enfant est plus jeune. Quoi qu'il en soit, il faudra toujours faire tous ses efforts pour arriver à l'exploration de la cavité laryngée.

Une fois la connaissance acquise de la tumeur, une fois le siége exact du corps étranger connu, deux méthodes de traitement se trouvent en présence : ablation par les voies naturelles ; ablation par une voie artificielle. Nous sortirions du sujet que nous nous sommes imposé, si nous essayons de tracer un parallèle entre ces deux méthodes. La première devra toujours être tentée. Les succès qu'elle a fournis dans les cas de tumeurs du larynx augmentent chaque jour. Pour les corps étrangers, ses résultats sont beaucoup moins nombreux. Nous ne connaissons que deux faits où le laryngoscope a été employé pour l'extraction d'épingles engagées dans les voies respiratoires, encore dans un de ces faits appartenant au Dr Moura-Bourouillou, l'épingle était plutôt fixée dans le pharynx que dans le conduit aérien proprement dit.

Nous trouvons le second fait dans *British Med. jour.*, 30 septembre 1865. Il s'agit d'un malade qui avait dans le larynx une épingle traversant cet organe d'avant en arrière, en transperçant le cartilage aryténoïde gauche. Duncan-Gibb, se servant du laryngoscope, put voir l'épingle, et le larynx étant éclairé, il l'enleva sans grande difficulté à l'aide d'un petit forceps.

La seconde méthode comprend les différents procédés de laryngotomie. Elle sera employée pour les tumeurs du larynx toutes les fois qu'on ne pourra les enlever ou les détruire sur place directement; pour les corps étrangers, toutes les fois que leur fixité ne permettra pas de les ôter. La situation d'une tumeur ou d'un corps étranger dans les ventricules du larynx impose la section du cartilage thyroïde (Krishaber, *loc. cit.*)

Les deux méthodes de traitement par les voies naturelles et par la laryngotomie ne doivent pas s'exclure; le plus souvent elles sont appelées à se compléter. Cependant, l'étude des faits que nous avons rappportés, nous portant à considérer la laryngotomie comme étant une opération sans gravité pour la vie, sans danger pour la phonation, nous croyons que, dans un bon nombre de cas, on devra préférer cette méthode à celle par les voies naturelles. En effet, qu'arrive-t-il quand il s'agit d'une tumeur du larynx? Par la laryngothérapie, on rencontre des difficultés constantes, souvent considérables; on a toujours besoin d'un temps très-long pour arriver à une destruction complète; on n'est jamais sûr d'obtenir un bon résultat. Par la laryngotomie, au contraire, une fois, grâce au laryngoscope, le diagnostic rigoureusement établi, on peut agir avec facilité, rapidité et précision.

Nous avons montré précédemment comment nous comprenions l'exécution des différents procédés d'ouverture artificielle du larynx. De l'ensemble des différents faits que nous avons relatés, des quelques considérations dans lesquelles nous sommes entré, nous pensons pouvoir tirer les conclusions suivantes :

CONCLUSIONS.

1° L'ouverture artificielle du larynx a été faite par deux procédés différents :

a. Laryngotomie directe : section du cartilage thyroïde ;

b. Laryngotomies indirectes : section des membranes thyro-hyoïdienne, crico-thyroïdienne, ou trachéo-cricoïdienne.

2° Ces opérations doivent être pratiquées isolément, à moins de lésions exceptionnellement étendues.

3° La trachéotomie ne sera exécutée avec la laryngotomie que lorsqu'il y aura des indications spéciales.

4° La section du cartilage cricoïde doit toujours être évitée.

5° Le choix de l'opération sera établi par le diagnostic exact de la lésion.

6° La section du cartilage thyroïde n'est pas grave pour la vie ; pratiquée méthodiquement, elle ne l'est pas pour la phonation. L'ossification de ce cartilage n'est pas une contre-indication. La guérison sera seulement plus lente. Cette opération doit être faite toutes les fois qu'on a besoin d'un accès dans la cavité propre du larynx. La nouvelle voie artificielle sera augmentée à volonté par la section du ligament conoïde et de la membrane crico-thyroïdienne, pratiquée transversalement soit à droite, soit à gauche de la ligne médiane, soit des deux côtés à la fois.

Dans certains cas de fracture grave du larynx, la laryngotomie thyroïdienne devra être faite de préférence à la trachéotomie. Elle pourra être très-utile dans quelques cas d'oblitérations du larynx consécutives soit à des plaies du conduit respiratoire, soit à certaines maladies graves de l'organe.

7° Les laryngotomies indirectes ne seront appliquées que dans des cas particuliers très-limités. Le procédé employé par Follin : section de la membrane thyro-hyoïdienne immédiatement au-dessus du cartilage thyroïde, est préférable au procédé de Malgaigne : section au-dessous de l'os hyoïde.

8° La section de la membrane crico-thyroïdienne, et celle de la membrane trachéo-cricoïdienne, sont des opérations très-simples, mais plus rarement encore applicables que la précédente.

EXPLICATION DE LA PLANCHE II.

Examens laryngoscopiques.

Fig. 1. Larynx au moment de la plus profonde inspiration. Le polype est incomplétement sorti du ventricule de Morgagni.

Fig. 2. Larynx au moment du simulacre d'une note aiguë. Le polype est vu dans toute l'étendue de sa face supérieure, moins son point d'implantation dans le ventricule.

Fig. 3. Larynx au moment de l'émission d'une note profonde. Le polype est vu à moitié environ.

Fig. 4. Même aspect; le polype est représenté érodé à la suite des tentatives d'extraction par les voies naturelles.

Fig. 5. Aspect direct de la cavité du larynx au moment de l'opération, après la section du cartilage thyroïde : *a*, cordes vocales supérieures; *b*, cordes vocales inférieures; *c*, entrée du ventricule de Morgagni; *d*, vestibule du larynx ; *e*, espace sous-glottique.

Fig. 6. Le malade au moment de l'opération. La fente du cartilage thyroïde permet l'introduction directe des instruments dans le larynx, dont l'aspect est identique à celui de la fig. 5. — Les deux écarteurs éloignent l'une de l'autre les deux valves du cartilage divisé, pendant que l'opérateur pénètre avec la pince dans le ventricule du larynx et fait l'ablation du polype au moyen de petits ciseaux recourbés.

Examen laryngoscopique

Fig. 7. Larynx vu au laryngoscope après guérison du malade: *a*, épiglotte; *b*, bourrelet de l'épiglotte; *c*, cordes vocales supérieures; *d*, entrée du ventricule de Morgagni; *e* cordes vocales inférieures; *f*, cartilage de Wrisberg; *h*, cartilage de Santonini; *i*, espace inter-aryténoïdien. Ces tirés peuvent servir de point de repère pour les autres figures laryngoscopiques.)

On voit dans cette figure, au-dessous du bourrelet de l'épiglotte, au point d'attache antérieur des cordes vocales, une petite ligne transversale *j*, très-peu accusée, qui représente la marque cicatricielle de la muqueuse telle qu'elle se voit dans l'intérieur de la cavité du larynx après complète guérison du malade. Cette cicatrice s'est faite dans une direction qui ne semble pas correspondre à celle de l'incision du cartilage, cette dernière étant exactement dans la ligne médiane.

Fig. 8. Le polype après macération dans l'alcool pendant six semaines. Il est à remarquer que la densité du tissu n'a pas permis une diminution notable du volume par la macération.

Fig. 9 et 10. Dessins micrographiques d'après les préparations de la tumeur faite par le Dr Ranvier.

TABLE DES MATIÈRES

Paris, A. Parent, imprimeur de la Faculté de Médecine, rue Mr-le-Prince, 31.

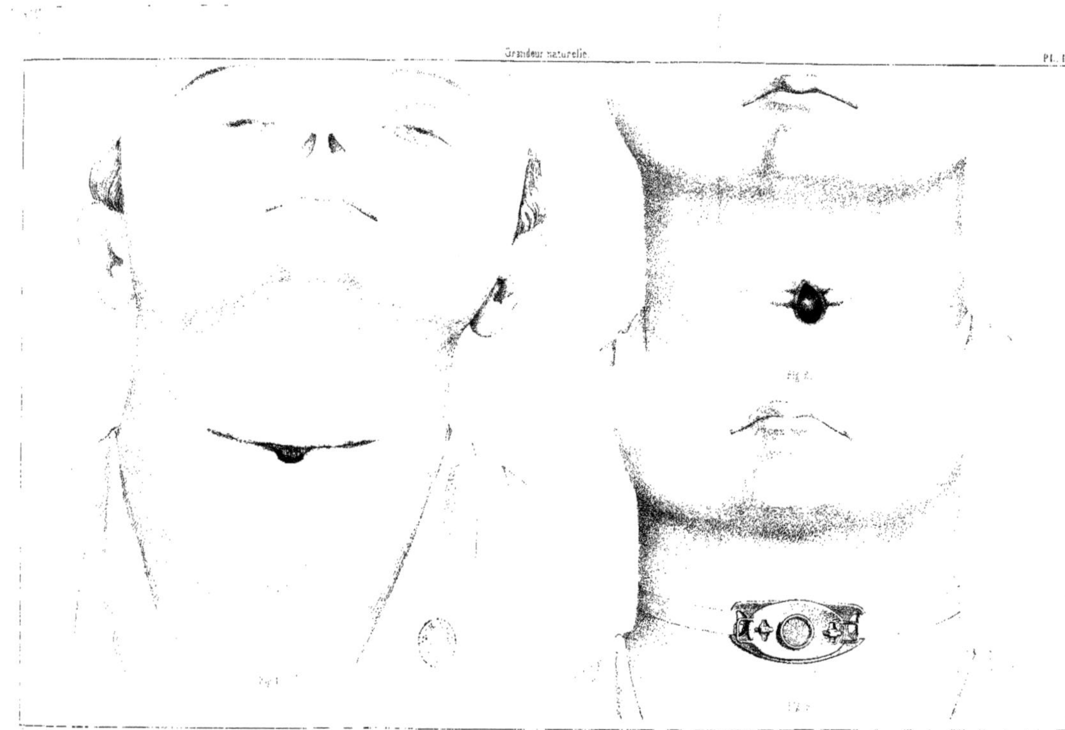

Oblitération cicatricielle du Larynx — Section du Thyroïde; dilatation; guérison
par le Professeur DELBRAS.

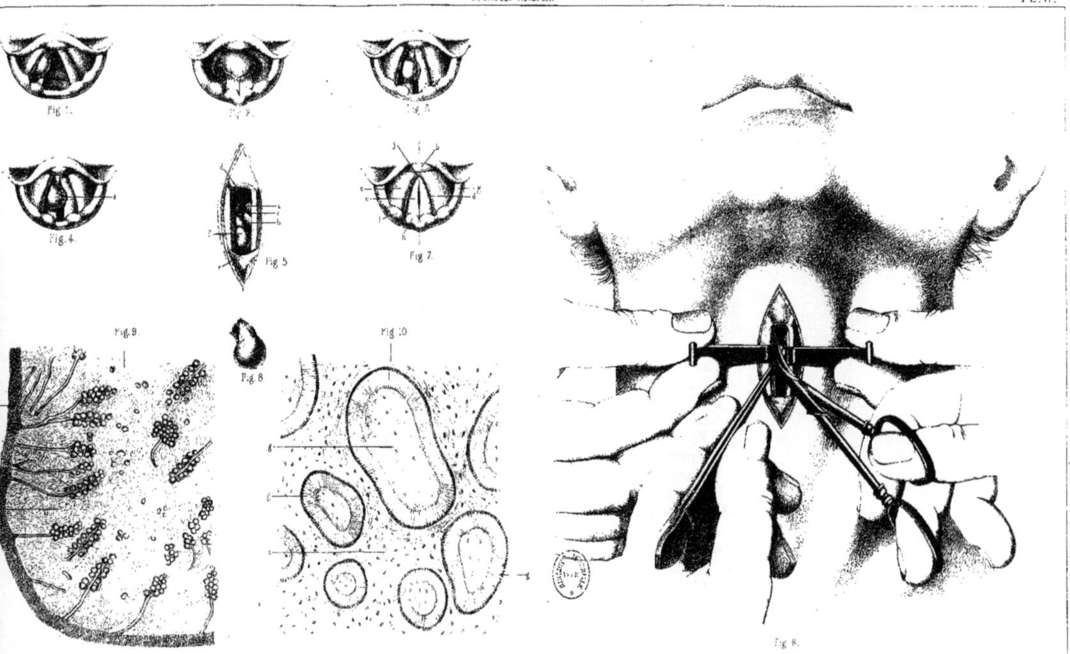

Polype du ventricule du Larynx — Section du Thyroïde; ablation; guérison;
par le Docteur M. KRISHABER

A LA LIBRAIRIE ADRIEN DELAHAYE.

BAZIN. Leçons théoriques et cliniques sur la syphilis et les syphilides considérées en elles-mêmes et dans leurs rapports avec les éruptions dartreuses, scrofuleuses et parasitaires, professées à l'hôpital Saint-Louis, par le Dr Bazin, publiées par le Dr Lubuc, ancien interne des hôpitaux, revues et approuvées par le professeur. 2e édition considérablement augmentée. Paris, 1866. 1 volume in-8 accompagné de magnifiques planches sur acier, figures coloriées. 10 fr.
  Fig. sepia. 8 fr.

BAZIN. Leçons sur les affections génériques de la peau. 2 vol. in-8. Paris, 1862 et 1865. 11 fr.

CHEVALIER. L'Étudiant micrographe. Traité théorique et pratique du microscope et des préparations. Ouvrage orné de planches représentant 300 infusoires et de 200 figures dans le texte, 2e édition, augmentée des applications à l'étude de l'anatomie, de la botanique et de l'histologie, par MM. Alph. de Brebisson, Henri van Heurck, G. Pouchet. 1 vol. in-8 de 563 pages. Paris, 1865. 7 fr. 50.

FORT, professeur particulier d'anatomie, etc. **Anatomie descriptive et dissection.** 3 vol. in-12, avec 662 figures dans le texte. Paris, 1868. 2 fr.

FOUCHER, professeur agrégé à la Faculté de Médecine de Paris, chirurgien de l'hôpital Saint-Antoine. **Traité du diagnostic des maladies chirurgicales.** Tome Ier, première partie. Paris, 1866. 1 vol. in-8 de 404 pages avec figures intercalées dans le texte. 6 fr.
  Deuxième partie. **Inflammations.** 1869. 6 fr.

GOSSELIN, professeur de pathologie chirurgicale à la Faculté de Médecine de Paris, chirurgien de l'hôpital de la Pitié, etc. **Leçons sur les hernies,** professées à la Faculté de Médecine de Paris, recueillies et publiées par le Dr L. Labbé, professeur agrégé, chirurgien du Bureau central, revues par le professeur. 1 vol. in-8 de 500 pages avec figures intercalées dans le texte. Paris, 1864. 7 fr.

GOSSELIN Leçons sur les hémorrhoïdes. 1 vol. in-8 Paris, 1866. 3 fr.

GRIESINGER, professeur de clinique médicale et de pathologie mentale à l'Université de Zurich. **Traité des maladies mentales, pathologie et thérapeutique.** Ouvrage traduit par le Dr Doumic, médecin de la maison centrale de Poissy, etc., et accompagné de notes intercurrentes, par M le Dr Baillarger, médecin de la Salpêtrière, membre de l'Académie de Médecine. 1 fort vol in-8. Paris, 1865 9 fr.

GUERIN (Alphonse), chirurgien de l'hôpital Saint-Louis, etc. **Leçons cliniques sur les Maladies des organes génitaux externes de la femme,** leçons professées à l'hôpital de Lourcine. 1 vol. in-8 de 510 pages Paris, 1864. 7 fr.

HARDY, professeur à la Faculté de Médecine de Paris, médecin de l'hôpital Saint-Louis, etc. **Leçons sur la scrofule et les scrofulides, sur la syphilis et les syphylides.** 1 vol. in-8. Paris, 1864. 4 fr.

JACCOUD, professeur agrégé à la Faculté de Médecine de Paris, médecin du Bureau central, etc. **Études de pathogénie et de sémiotique, les paraplégies et l'ataxie du mouvement,** etc. 1 fort vol in-8. Paris, 1864. 9 fr.

LABORDE, ancien interne lauréat des hôpitaux de Paris. **De la paralysie (dite essentielle) de l'enfance, des déformations qui en sont la suite et des moyens d'y remédier.** 1 vol. in-8 de 276 pages, accompagné de 2 planches dont une coloriée. Paris, 1864. 5 fr.

LABORDE. **Le ramollissement et la congestion du cerveau principalement considérés chez le vieillard.** Étude clinique et pathogénique. 1 vol. in-8 de 440 pages, avec planche coloriée contenant 6 figures. Paris, 1866. 6 fr.

TRIQUET, médecin et chirurgien du dispensaire pour les maladies de l'oreille. **Leçons cliniques sur les maladies de l'oreille,** ou Thérapeutique des maladies aiguës et chroniques de l'appareil auditif. 1 vol. in-8 avec figures dans le texte. Paris, 1866. 6 fr.

Paris.—A Parent, imprimeur de la Faculté de Médecine, rue Monsieur-le-Prince 31